Qualità in biotech e pharma

T0184880

Antonella Lanati

Qualità in biotech e pharma

Gestione manageriale dei processi, dalla ricerca ai suoi prodotti

In collaborazione con
Luigi Cavenaghi · Ferruccio Ceriotti · Alessandro Lorini
Andrea Schiavi · Antonella Troysi

Presentazione a cura di
Marina Del Bue

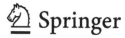 Springer

Antonella Lanati
Consulente in Organizzazione e Sistemi di Gestione
Professore a contratto
Biotecnologie Mediche e Farmaceutiche
Biotecnologie Mediche Molecolari e Cellulari
Università Vita-Salute San Raffaele
Milano

In collaborazione con
Luigi Cavenaghi, Areta International Srl, Gerenzano
Ferruccio Ceriotti, LaboRaf (Diagnostica e Ricerca San Raffaele Spa), Segrate
Alessandro Lorini, MolMed Spa, Milano
Andrea Schiavi, Bayer Healthcare Spa, Milano
Antonella Troysi, MolMed Spa, Milano

ISBN 978-88-470-1517-3   e-ISBN 978-88-470-1518-0

DOI 10.1007/978-88-470-1518-0

© Springer-Verlag Italia 2010

Layout copertina: Simona Colombo, Milano

Impaginazione: Graphostudio, Milano
Stampa: Arti Grafiche Nidasio, Assago (MI)
Stampato in Italia

Springer-Verlag Italia S.r.l., Via Decembrio 28, I-20137 Milano
Springer fa parte di Springer Science+Business Media (www.springer.com)

Presentazione

"La libertà non è altro che la possibilità di essere migliori"
Albert Camus

La passione nella ricerca dell'eccellenza, non di un'eccellenza ideale bensì di un'eccellenza reale, costruita e pesata in un ambito reale e complesso come il nostro, è forse più di ogni altra cosa ciò che dà conto della tenacia che mi anima da sempre nel perseguire la qualità in azienda.

Credo profondamente che lo sforzo costante verso l'eccellenza permetta di raggiungere meglio e con più esattezza gli obiettivi e le ragioni di essere di una qualunque impresa, umana o professionale che sia. Nel caso poi di realtà complesse, quali sono le aziende impegnate a tradurre le scienze della vita in medicine, ritengo che qualità ed eccellenza non siano solo principi-guida altamente desiderabili, ma costituiscano requisiti assolutamente indispensabili nell'improntare il governo di tutti i processi aziendali. Ciò che facciamo è complesso ed avvincente, e farlo al meglio del meglio fa compiere enormi progressi non solamente all'azienda ed ai suoi obiettivi, ma anche al patrimonio complessivo di cultura delle migliori pratiche in materia di scienze della vita.

Perciò mi fa particolarmente piacere vedere finalmente la nascita di un libro come questo, dedicato all'intreccio di due temi – qualità in azienda e scienze della vita – che sono al centro dei miei interessi, e hanno animato tutto il mio percorso formativo e professionale.

Le scienze della vita sono motore di conoscenza, innovazione e benessere in settori cruciali dell'esistenza degli individui e delle comunità. La loro traduzione in beni e servizi è soggetta ad un rigoroso controllo normativo, ed anche a diverse linee-guida per quanto concerne le "buone pratiche", che vengono continuamente aggiornate in base all'incessante procedere del progresso tecnico. Si tratta perciò di un ambito che di per sé richiede controllo e vigilanza continui, ed impone requisiti e standard qualitativi molto elevati. Questo libro ne dà un'ampia ed interessante panoramica introduttiva, fornendo un'idea degli strumenti e delle regole di cui possiamo disporre per misurare l'adeguatezza del nostro lavoro, per disegnare il perimetro della sua qualità.

Sono strumenti e regole di supporto verso la crescita del valore, che permettono a chi vi fa quotidiano riferimento nel governo della propria impresa di educarsi ad eccellere, a rilanciare continuamente la propria capacità innovativa, a misurarsi costantemente con il meglio: un abito mentale che oggi assume anche una vera e propria valenza sociale, ed è una chiave essenziale per la crescita economica, scientifica e culturale.

Milano, ottobre 2009   **Marina Del Bue**
                                                                   Direttore Generale
                                                                       MolMed Spa
                                                                          Milano

Indice

Introduzione

1

A. Lanati

1.1
Perché preoccuparsi della qualità?

Robert X. Cringely (giornalista scientifico americano) disse a riguardo della qualità: "Se l'automobile avesse seguito lo stesso sviluppo del computer, una Rolls-Royce costerebbe oggigiorno 100 $, farebbe un milione di chilometri con 5 litri ed esploderebbe una volta all'anno causando la morte di tutti i passeggeri" [1]. In un mondo in frenetica evoluzione tecnologica è vitale poter tenere sotto controllo l'adeguatezza del prodotto alle aspettative del mercato, alle esigenze del cliente, ai requisiti di legge, senza appesantire gli sviluppi o le produzioni e fornendo le necessarie garanzie. La *qualità*, correttamente intesa, è una filosofia di gestione del sistema azienda, basata su un modello di funzionamento e su pochi ma chiari principi strategici. Al centro dell'attenzione c'è sì la soddisfazione del cliente e di tutti i soggetti a vario titolo interessati al business dell'organizzazione, ma con una speciale considerazione per l'efficacia delle attività – cioè i risultati – e per l'efficienza – cioè l'impiego di risorse. Insomma, l'applicazione dei principi di qualità sembra promettere di dare grandi contributi a tutti i fattori più importanti che determinano il successo di un'azienda.

Molto spesso ci si avvicina alla qualità per avere un riconoscimento formale spendibile a vantaggio dell'immagine, come può essere un attestato di certificazione ISO 9001. Se interpretato in modo puramente formale, questo approccio comporta una doppia gestione e dunque più un appesantimento della conduzione aziendale che un effettivo vantaggio. Il mercato inoltre percepisce la differenza tra un certificato di qualità e un effettivo riscontro di qualità sul prodotto, vanificando in parte gli sforzi e riducendo i vantaggi attesi dall'ottenimento del marchio. In un gradino più avanzato di comprensione della cultura della qualità, si percepiscono le opportunità di miglioramento offerte da strategie e strumenti di qualità: la loro applicazione porta in tempi molto ragionevoli a constatare effetti positivi sul livello qualitativo dei prodotti e positive ricadute sull'immagine aziendale nel mercato. Vantaggi maggiori sono indotti dall'applicazione reale di un modello di gestione che incida sul funzionamento del "sistema azienda": aiuta una comprensione generalizzata dei meccanismi di funzionamento e organizzazione interna, migliora la capacità di monitoraggio e controllo, favorisce la maturazione e messa a frutto dell'esperienza storica sui prodotti e sulla gestione; il tutto si traduce alla fine nella capacità di operare a ridotte possibilità di errore.

La ragione in più, concreta e immediatamente percepibile ma spesso trascurata, che può indirizzare verso un approccio di qualità – inteso come la strutturazione delle attività di un'organizzazione secondo un modello di funzionamento come quello proposto dalle norme ISO 9000 – dovrebbe riguardare gli aspetti più strettamente economici della gestione aziendale. Sono disponibili diversi studi sui costi aziendali dovuti a malfunzionamenti, sprechi, interventi tecnici errati, prodotti non conformi, scarti e resi, perdita di fette di mercato o di immagine, e classificabili sotto il grande titolo di *costi di non qualità*. Una valutazione generalmente accertata e accettata di questi costi si aggira mediamente sul 10% del fatturato per le aziende manifatturiere e arriva fino al 15% nel settore della Pubblica amministrazione. Si tratta di risorse economiche veramente sprecate: con un opportuno investimento per la costituzione di un Sistema di Gestione per la Qualità (SGQ), ogni organizzazione nel giro di 1-3 anni [2] può vedere significativamente ridotte queste sacche di inefficienza e ottenere vantaggi economici e di immagine da valorizzare in modo opportuno. Di questo si parlerà diffusamente nel Capitolo 12, "Gli aspetti economici della qualità".

1.2
Una filosofia di valenza universale

Le prime formalizzazioni della qualità come disciplina di gestione operativa e strategica hanno radici nella prima rivoluzione industriale e si rafforzano negli ambienti militari della seconda guerra mondiale, fino a diffondersi a livello internazionale negli ambienti manifatturieri tra gli anni '80 e '90. L'intuizione di Deming e Juran – padri indiscussi del *Total Quality Management* – relativa all'applicazione di strumenti e controlli statistici non solo alle attività produttive, ma anche ai processi organizzativi e direzionali, è potenzialmente generalizzabile in modo ben più ampio. Benché l'origine e le prime applicazioni di principi e norme di qualità fossero molto tagliati su problemi e impostazioni tipici degli ambiti produttivi, il mondo manageriale si accorse presto della valenza universale di questo approccio formalizzato alla gestione. L'impiego di tecniche e principi migrò ben presto dal manifatturiero al terziario, forzando addirittura a una completa revisione delle norme di riferimento (ISO 9000:2000) per adattarle all'applicazione in qualsiasi organizzazione, dal mondo produttivo all'erogazione di servizi.

I principi cardine di applicazione universale riconosciuti nella pratica sono il funzionamento per processi e la relativa ottimizzazione, la misurazione e il controllo delle prestazioni. Strumenti operativi e strumenti gestionali possono essere utilizzati di principio in qualunque campo e per problemi di qualsiasi natura. Nelle pagine che seguono, gli esempi sono tratti da ambiti molto diversi e a volte lontani dalle scienze per la vita, ma non perdono la loro valenza; anzi la diversità di applicazione arriva a enfatizzarne e chiarirne meglio il principio di applicazione.

Non si può negare che esistano ancora resistenze e pregiudizi verso l'applicazione dei principi di qualità e delle norme relative. L'impiego di questi strumenti è confuso spesso con un eccesso di formalizzazione, che irrigidirebbe il funzionamento di enti che fanno della flessibilità la loro caratteristica precipua e vincente. È il caso per esempio degli ambiti della ricerca di base, nei quali il problema è la mancanza di un prodotto finale con attributi identificabili: sembra impossibile fissare gli obiettivi in modo non vincolante e mantenere allo stesso tempo il controllo dello sviluppo del progetto. La più importante sfida culturale di oggi è forse arrivare a dimostrare che i principi della qualità possono essere usati come valido supporto al dipanarsi di progetti per i quali la flessibilità è una delle esigenze primarie. Si tratta di evitare il rischio di costruire rigidi schemi di comportamento e funzionamento e al contrario individuare procedure che – utilizzando l'approccio in qualità – diano un indispensabile aiuto nel mantenere il controllo delle attività senza imporre inutili vincoli. Validissimi esempi di strumenti che possono dare grande supporto gestionale, senza ingessare in schemi rigidi e vincolanti, sono la pianificazione dei progetti di ricerca – sempre più richiesta dagli stessi enti finanziatori come strumento di monitoraggio in itinere dei progetti – e i metodi di supporto alla risoluzione dei problemi: lo stesso dottor House, personaggio televisivo tra i più seguiti, fa ampio uso di un metodo di risoluzione di problemi nello stile tipico di Sherlock Holmes, risolutore di misteri per eccellenza.

1.3
Che cosa offre questo testo

Lo scopo di questo testo è fornire al lettore una visione generale degli argomenti di qualità che ci si può trovare ad affrontare nei diversi settori delle scienze per la vita, da quelli più tradizionali sino all'ambito biotecnologico. Non c'è sicuramente la pretesa di una trattazione esaustiva su tutti i fronti – gli argomenti affrontati in alcuni paragrafi sono da soli soggetto di interi libri – ma si cerca di fornire un inquadramento generale, una bussola per chi nei primi approcci all'argomento o per successivi approfondimenti cerchi un quadro generale della qualità in questo settore specifico.

Ai SGQ sono dedicate molte pagine, per introdurre il lettore ai concetti primari della disciplina. Sono illustrate le norme di riferimento per la progettazione di un SGQ, con attenzione agli aspetti più importanti e più concreti. Si accenna ai sistemi di gestione di altra natura (ambiente, sicurezza, responsabilità sociale) e alle norme specifiche dei settori farmaceutici, biotecnologici e clinici.

La qualità non è solo sistema di gestione, ma anche e soprattutto strumenti e metodologie a supporto del rigore di operazioni organizzative e tecniche. Oltre a percorrere nelle prime pagine la storia della qualità per capirne le evoluzioni e i contenuti, si forniscono nelle pagine centrali del testo i principali strumenti che possono essere impiegati nella gestione e nell'operatività, per esempio per impostare in modo rigoroso le attività, pianificarle, seguire una strada tracciata da semplici e utili regole, sapere come organizzare i dati, come elaborarli e analizzarli per avere la certezza di trarne informazioni significative a supporto di decisioni tecniche o strategiche. Tutto questo aiuta, come si usava sintetizzare con uno slogan agli albori dell'applicazione delle norme di qualità, a "fare bene al primo colpo".

Cinque capitoli offrono esempi applicativi in ambiti specifici delle scienze per la vita: da una corretta trasposizione delle idee in risultati (ricerca di base) a una conversione di questi in prodotti (ricerca applicata in ambito aziendale) o in protocolli clinici (sperimentazione clinica), fino all'applicazione delle buone pratiche (GxP) per la produzione di massa o di nicchia in asepsi. Uno spazio specifico è dedicato ai laboratori diagnostici portati da una parte a paradigma di una corretta gestione del "laboratorio" in generale e dall'altra considerati alla luce di loro aspetti specifici quali sicurezza, privacy, automatismo dei processi ecc. Sono tutte esperienze tratte da realtà industriali e organizzative italiane di grande profilo.

Conclude il testo una breve trattazione degli aspetti economici della qualità, per abituarci a distinguerne gli investimenti dai costi, sapere come incentivare gli uni e combattere gli altri, tenendo sotto controllo i ritorni economici nel tempo.

1.4
Un "grazie" a ...

Il primo grazie va a Fabio Grohovaz, che mi ha inizialmente suggerito l'idea di condensare in un testo di riferimento la mia esperienza e i temi svolti nell'insegnamento "La qualità nei processi biotecnologici", tenuto all'Università Vita-Salute San Raffaele. Non ha mai smesso di indicare spunti e miglioramenti, mostrando spesso di credere forse più di me a questo progetto.

E gli altri ringraziamenti di cuore – in ordine strettamente temporale – a...
...Sonia Levi per gli esempi di laboratorio e per la sua pazienza nel guidare una mente da ingegnere tra gli argomenti di ricerca e di applicazione biotecnologica,
...gli studenti del corso di laurea in Biotecnologie Mediche e Farmaceutiche che seguono l'insegnamento "Tecniche e strategie di problem solving", per la loro fantasia e gli spunti di applicazione di alcuni strumenti di risoluzione dei problemi,
...Carla Ferrario per i lavori fatti insieme sul problem solving e sui costi della qualità, che hanno arricchito i Capitoli 4 e 12,
...Marco Musso e Andrea Cantalupi, ex compagni di lavoro e precisissimi esperti di metodologie di qualità, che hanno dedicato gran parte del loro tempo a rivedere il testo, confermarmi qualche impostazione e suggerirmi miglioramenti,
...gli esperti dei settori biotecnologico, farmaceutico e diagnostico che hanno contribuito con le loro competenze ai capitoli centrali, per la loro collaborazione scientifica ma anche per la loro preziosa e rara disponibilità alla condivisione e alla cooperazione, in questo e in altri progetti,
...Marina Del Bue e Maria Luisa Nolli, rispettivamente DG MolMed e CEO Areta, che credono fermamente nella qualità come strumento di governo aziendale e che hanno offerto appoggio e collaborazione alla realizzazione di questo e di altri progetti.
...Giorgio Casari, Lucia Monaco e Pasquale De Blasio per i preziosi pareri e contributi al capitolo sulla qualità nella ricerca.

I concetti base della qualità

2

A. Lanati

2.1
Che cos'è la qualità

Il significato di qualità ha subito negli ultimi decenni una forte evoluzione, emblematica della maturazione del concetto e della progressiva integrazione di cultura e metodi di qualità con il tessuto industriale ed economico della terza rivoluzione industriale dell'Occidente. Per anni le definizioni di qualità sono state *idoneità del prodotto all'uso* oppure *conformità del prodotto alle specifiche*, a sottolineare l'attenzione del produttore agli aspetti che si giudicavano essenziali per l'introduzione del prodotto nel mercato.

La definizione più recente è *l'insieme delle caratteristiche di un'entità che conferiscono a essa la capacità di soddisfare esigenze espresse e implicite*. L'attenzione si è dunque spostata sull'accoglienza che il cliente o il mercato danno al prodotto e sulla capacità del prodotto di soddisfare bisogni a volte ancora non esplicitati. Per capirne l'evoluzione ripercorriamo brevemente la storia dei principi di qualità.

2.2
Breve storia della qualità

Come sottolinea Tito Conti [2], nella produzione artigianale di un tempo il fabbricante aveva un'idea precisa dei due aspetti che sono impliciti nel concetto di qualità: il prodotto deve essere fatto secondo un certo modello (un progetto), rispondere alle esigenze del cliente per configurazione, uso, durata, e incontrarne la soddisfazione, senza la quale l'artigiano difficilmente avrà nuove opportunità di servire lo stesso cliente. Si trovano qui due principi fondamentali che richiamano il moderno concetto di qualità: la conformità a una descrizione e la capacità di soddisfare il cliente.

Con l'avvento dell'industrializzazione e di una produzione di massa codificata nei modi e nei tempi, l'attenzione si concentra sulla conformità del prodotto: tanti pezzi in uscita dalla linea, tutti aderenti allo stesso modello descritto da specifiche. Il prodotto è di qualità quanto più è aderente alla prescrizione. Siamo nel periodo del taylorismo: gli interventi per garantire la qualità si limitano alla verifica della conformità del prodotto. La Tabella 2.1 sintetizza le tappe più significative della storia della qualità.

Tabella 2.1 Storia della qualità

Quando	Dove	Cosa	Perché
Prima degli anni '30	Stati Uniti	Qualità del prodotto (controlli a fine linea)	Eliminazione di difetti, riduzione degli scarti
Anni '30	Stati Uniti	Controllo qualità del processo	Riduzione delle probabilità di errore, minori costi di produzione
II Guerra Mondiale	Stati Uniti (industria bellica)	Sviluppo di test, introduzione del controllo statistico del processo	Prevenzione di difetti
Dagli anni '50	Giappone	Teorie di Deming, Juran	Qualità nell'organizzazione, controlli statistici
Negli anni '70	Stati Uniti	Assicurazione Qualità	Controlli di funzionamento, controlli sui fornitori
1987	Stati Uniti, Giappone	Total Quality Management	Customer Satisfaction, miglioramento continuo
	Europa, Stati Uniti	Emissione prime norme per un Sistema Qualità	Gestione dei Sistemi Qualità
2000	Europa, Stati Uniti	Nuova serie ISO 9000:2000 approccio per processi	Efficienza ed efficacia del sistema

Già negli anni '30 del secolo scorso l'attenzione ai costi stimola la ricerca di mezzi per ridurre i difetti generati in linea di produzione che causano spreco di materiale, di mano d'opera, di energie per la rilavorazione o la rottamazione; si dà così l'avvio ai primi studi per il controllo del processo, allo scopo di ridurre le opportunità di generazione di pezzi non conformi. Siamo ancora in una fase in cui l'attenzione è centrata sul prodotto e sugli aspetti economici a esso correlati. In quest'ottica si fanno sicuramente significativi passi avanti, raffinando progressivamente le tecniche di prevenzione durante lo sviluppo del prodotto e del processo, e di controllo statistico del processo produttivo. Dobbiamo però arrivare alla seconda guerra mondiale e alle esigenze dell'industria bellica americana per trovare lo stimolo ad affrontare la qualità in un'ottica più globale. Molto cinicamente, quando si producono costose armi di distruzione di massa, si deve essere certi che funzionino al primo colpo: non avendo la possibilità di un collaudo funzionale al termine della produzione, si è costretti ad anticipare i controlli in forma indiretta durante la fabbricazione.

La svolta è data dall'intuizione di E.W. Deming (esperto americano, membro di una ristretta *task force* governativa a supporto delle attività belliche), che sostiene che per generare un prodotto conforme sia indispensabile agire non solo sul livello operativo, ma anche sul livello gestionale: estendere dunque l'attenzione ai modi di funzionamento dell'organizzazione. L'applicazione dell'approccio innovativo di Deming porta grandi risultati nella produzione bellica, ma viene velocemente ignorata alla ripresa del mercato occidentale dopo la guerra, quando si presta maggiore attenzione alla produzione di massa piuttosto che alla produzione di qualità.

Quando però il produttore è impegnato in un mercato competitivo, in cui non ha un rapporto univoco con il cliente (lavori su commessa) o non ha una posizione di privilegio (ad esempio come fornitore esclusivo o in caso di domanda che eccede l'offerta), ma si trova a combattere contro la concorrenza per attirare il favore del cliente, riveste un particolare aspetto strategico la soddisfazione che l'acquirente prova per il prodotto. È la situazione che si trovano ad affrontare le industrie manifatturiere americane all'alba degli anni '70, quando i prodotti giapponesi riescono a individuare un nuovo standard di qualità a prezzi straordinariamente competitivi. Ma come è stato possibile?

Il Giappone – come l'Italia – è aiutato dagli Stati Uniti nella ripresa del dopoguerra anche con l'invio di esperti di ricostruzione industriale, uno dei quali è proprio Deming. Le sue teorie sull'applicazione delle tecniche statistiche all'organizzazione aziendale, oltre che al controllo di processo, trovano allora terreno fertilissimo nella cultura giapponese. Quella che si sviluppa, con la collaborazione anche di J.M. Juran, esperto americano di *quality management*, è una sinergia vincente, una rivoluzione culturale che impiegherà sì quasi un ventennio per dare frutti, ma che nei primi anni '80 metterà in grave crisi l'industria e l'economia statunitensi e, di conseguenza, occidentali.

I giapponesi, con il sostanziale contributo dei consulenti americani, capiscono che il mercato sta cambiando: da centrato sul produttore a centrato sul consumatore. Non sono più le esigenze del produttore che guidano gli sviluppi dei prodotti, la loro commercializzazione, le strategie sul mercato, ma si attribuisce al consumatore il potere di scegliere, confrontare, valutare, decidere tra più opzioni. Diventa fondamentale considerare e prevedere nell'ottica del cliente il rapporto tra il prezzo pagato e il valore o la qualità dell'acquisto. La qualità in questo contesto diventa una variabile competitiva: consente di concentrarsi sull'ottenimento del massimo valore per il cliente, cioè l'efficacia, mantenendo al tempo stesso il controllo sull'efficienza, cioè sulla minimizzazione dei costi per il produttore.

Questo ribaltamento di prospettiva costringe il produttore a inseguire le esigenze del consumatore e a farlo con rapidità. L'evoluzione del mercato gli impone un coordinamento di tutte le forze e funzioni aziendali, perché non c'è tempo per recuperare, nel caso una mancata sincronia degli sforzi abbia portato a errori di prodotto o, peggio, di strategia. L'azienda deve allora lavorare non come un insieme di reparti e uffici, ciascuno con la sua autonomia nel perimetro di competenza, ma come un unico "sistema", il cui funzionamento globale deve essere tenuto sincrono e ben orientato agli obiettivi di mercato. Di più, all'interno del sistema il controllo deve essere efficace e rapido, oltre a costare il minimo possibile. Su questa necessità si innesta una delle rivoluzioni della gestione della qualità secondo il modello giapponese: l'autocontrollo da parte degli operatori. L'operatore addestrato e responsabilizzato può agire immediatamente, in modo competente, risparmiando coinvolgimento di personale e propagazione del problema, entrambi aspetti che fanno lievitare i costi di produzione. È facile immaginare come l'applicazione rigorosa, coerente e diffusa di questo principio possa dare frutti economici nel breve e guadagno di immagine nel medio e lungo periodo.

Gli americani inizialmente non credono alla qualità come fattore competitivo. Nel mondo industriale tayloristico la qualità è un costo, la cui soglia è l'*Acceptable Quality Level* (AQL): con l'AQL si sintetizza la filosofia di mirare al livello minimo di qualità accettabile dal cliente, "quanto è sufficiente per evitare rigetti o penali". Si cerca dunque di spiegare il successo del Giappone in termini di *dumping*, salari più bassi, supporti governativi anomali, sfruttamento dei fornitori. In un primo tempo evidentemente non si accetta che i giapponesi abbiano sviluppato un sistema innovativo e molto più competitivo, avvalendosi addirittura di consulenze occidentali, pur arrivando a comprendere e ad adottare alcuni concetti come i circoli della qualità e il valore della devozione all'azienda. Ma, superate le resistenze iniziali, uno studio meno preconcetto e più approfondito dei metodi giapponesi porta gli americani a capire, apprezzare e adottare queste tecniche.

L'attenzione e l'interesse che il nuovo approccio (denominato *Company Wide Quality Control* o più frequentemente TQM, *Total Quality Management*) suscita in Occidente porta velocemente a due eventi che segnano l'inizio di una "seconda era" della qualità, individuabile nell'anno 1987: l'emissione del primo modello di TQM per il *Malcom Baldrige National Quality Award* e della prima versione delle Norme ISO 9000.

Il *Malcom Baldrige National Quality Award* nasce negli Stati Uniti su iniziativa del presidente R. Reagan, per incentivare le aziende B2C[1] (mercato USA, settore automobilistico, elettronica di consumo) nell'applicazione di principi di qualità, e promuovere l'idea di offrire il prodotto migliore al prezzo più competitivo, che è in realtà la sintesi dei concetti di efficienza ed efficacia. Gli scopi primigeni sono la promozione della cultura del TQM, il riconoscimento di risultati di pregio da parte di aziende americane e la diffusione di informazioni su strategie di qualità vincenti.

L'emissione della prima versione delle Norme ISO 9000 si basa sulla norma BS 5750, pubblicata per la prima volta dal *British Standard Institute* (BSI) nel 1979; inizialmente ha lo scopo di regolamentare gli "audit di parte terza", cioè le verifiche che il cliente fa attuare da un ente terzo sul sistema di gestione qualità di uno dei propri fornitori. In questo modo viene riconosciuto per la prima volta il ruolo della qualità come parametro nei rapporti cliente-fornitore. La rapida diffusione di questo metodo di regolamentazione dei rapporti nella catena delle forniture contribuisce alla diffusione in orizzontale (anche fra le piccole e medie imprese) della cultura della qualità.

---

[1] B2C: *Business-to-Consumer*: il cliente finale è il mercato dei prodotti consumistici. Si distingue dal B2B (*Business-to-Business*), in cui il cliente è un'altra azienda – tipico esempio la relazione tra l'azienda e i propri fornitori – e dal B2A (*Business-to-Administration*) in cui il cliente è la Pubblica amministrazione.

Un nuovo passo avanti è segnato nel 2000 con l'emissione della versione ISO 9000:2000: da una parte si ha integrazione totale nella norma dei principi del TQM e del funzionamento per processi, e si sposta definitivamente l'attenzione sulla qualità di gestione e non più sulla conformità del prodotto, che ne diventa una delle conseguenze; dall'altra si generalizza l'impiego di un sistema di qualità anche a organizzazioni non manifatturiere, dando il definitivo avvio alla diffusione della cultura della qualità nelle aziende di servizi. Un altro aspetto di novità degli anni 2000 è la diffusione delle certificazioni di altri sistemi di gestione, che riguardano l'ambiente, la salute e sicurezza sul lavoro, la responsabilità sociale. Questi sistemi di gestione hanno tutti strutture analoghe, il che ne favorisce l'integrazione e di conseguenza il contemporaneo riconoscimento da parte di enti accreditati: si parla di certificazione integrata.

Qualche utile definizione

Organizzazione
Entità complessa che attua processi di produzione di beni e/o servizi.

Requisito
Attributo individuabile come caratterizzante una prestazione o un prodotto.

Qualità
Grado in cui un insieme di caratteristiche intrinseche di un'entità soddisfa requisiti:
- espliciti: per esempio caratteristiche tecniche richieste;
- impliciti: per esempio rispetto di leggi cogenti, aspetti dati per scontati;
- latenti: "... sarebbe bello che ...".

Sistema di gestione
Insieme di elementi tra loro coordinati e interagenti per guidare e tenere sotto controllo un'organizzazione con riferimento a uno specifico campo d'interesse. Comprende:
- la struttura organizzativa e le responsabilità;
- i documenti;
- le risorse necessarie.

Soddisfazione del cliente
Percezione del cliente su quanto i suoi bisogni e requisiti siano stati soddisfatti.

Parti interessate
Persona o gruppo di persone che hanno un interesse nelle prestazioni o nel successo di un'organizzazione.

2.3
Funzionare per processi

Un *processo* è una catena correlata di attività attraverso cui determinati input vengono trasformati in output, con valore aggiunto per il cliente. La definizione è semplice e chiara, ma non esplicita che al funzionamento del processo sono essenziali le risorse e i riferimenti normativi, come invece viene sempre evidenziato nella sua rappresentazione grafica, di cui la Figura 2.1 mostra un esempio.

La schematizzazione delle attività di un'organizzazione secondo una logica per processi è uno dei principi rivoluzionari della qualità. Che influenza ha l'approccio per processi sul funzionamento di un'organizzazione? Quando un'organizzazione funziona in modo gerarchico, c'è una limitata autonomia degli operatori e i rimandi decisionali al responsabile sono obbligati; per accompagnare le pratiche è necessaria una burocrazia pesante, i tempi di attraversamento sono lunghi e difficilmente i vari passaggi sono sottoposti a controllo. Al contrario, in un'organizzazione che funziona per processi, il flusso di attività è descritto a priori, in modo che siano definite regole di esecuzione per ogni attore e per ogni passo, insieme ai tempi e alle risorse da dedicarvi. Nell'ambito della delega ricevuta e della descrizione *codificata* delle attività, le persone hanno autonomia di azione e possono agire senza la supervisione stretta o il controllo di un superiore. Ci si rivolge eccezionalmente al superiore solo per attività fuori programma o fuori procedura. La ripetibilità delle azioni consente di inserire punti di misura e quindi un controllo del flusso delle attività.

Abbiamo sotto agli occhi, anche nella vita quotidiana, esempi di processo, dai più banali (una ricetta culinaria, fare una fotocopia) ai più complessi (un processo produttivo, un processo decisionale o la risoluzione di un problema). In ambito scientifico, un esempio semplicissimo è una metodica di laboratorio: la sequenza di azioni (raccogliere strumenti e materiale, effettuare pesate, miscelare, regolare i parametri come il pH

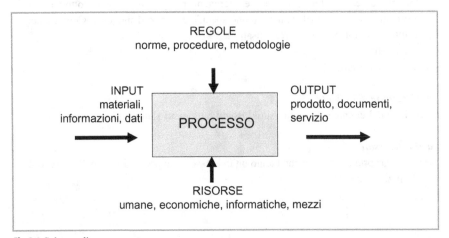

Fig. 2.1 Schema di un processo

o la concentrazione ecc.) è un flusso di processo, in cui ciascuna attività è descritta da un metodo particolare, si avvale di risorse definite (materiali, strumenti, apparecchiature) e deve essere opportunamente controllata prima di passare all'azione successiva. Ogni processo, infatti, è definito partendo dalle grandezze in ingresso e dal prodotto in uscita, e valutato nel suo funzionamento campionando parametri che descrivono le attività interne e le caratteristiche del prodotto in uscita. I processi standardizzati si prestano alla raccolta dei dati e alla comparazione, sia nel tempo con varie esecuzioni dello stesso processo, sia tra processi analoghi, e forniscono la base per confronti e miglioramenti.

Quando un'organizzazione è strutturata per funzionare per processi, è naturalmente portata a focalizzare l'attenzione sul prodotto finale e sul suo effetto – dunque sul cliente – sia per i risultati che per la soddisfazione. È evidente che strutturare il funzionamento di un sistema di gestione per processi fornisca un substrato indispensabile per l'applicazione dei principi di qualità. Un altro vantaggio di questa impostazione consiste nel fatto che descrivere un flusso sotto forma di processo implica un'analisi dettagliata delle singole attività e porta molto facilmente a eliminare attività non necessarie, non produttive, involute, migliorando l'efficienza nel suo complesso. L'approccio per processi può avere anche qualche effetto collaterale, di cui bisogna essere consapevoli e che deve essere tenuto sotto controllo. Ad esempio, i lavori individuali necessitano di maggiore autonomia e visibilità, quindi di un'indipendenza e responsabilità che può indurre reazioni ansiogene. Inoltre, le persone devono essere mantenute in continuo addestramento e formazione. Questo è un altro fattore che può indurre stress in chi è abituato a un compito semplice e delimitato e che può causare un alto turn-over. Può anche essere richiesto un continuo mutamento del modo di lavorare, con necessità di apprendimento, di adattamento delle risorse e, dunque, periodi di inefficienza. Infine, può essere richiesto un grande supporto – e di conseguenza investimenti significativi – alle tecnologie innovative (soprattutto IT).

2.4
Il Total Quality Management

Il *Total Quality Management* (TQM) è un insieme di tecniche statistiche di gestione dei processi produttivi e organizzativi. Sembra una definizione semplicistica, ma la novità consiste nell'applicazione di tecniche statistiche alle organizzazioni, cioè nell'impiego di metodi nati per analisi operative a un livello gestionale e dunque strategico. Il TQM è noto anche come CWQC (*Company Wide Quality Control*), termine che mette meglio in evidenza l'idea di allargare il controllo di qualità dalla sola produzione di beni materiali a tutti i meccanismi di funzionamento aziendale.

Confindustria arriva a definirlo come una "filosofia di direzione che intende guidare il sistema aziendale verso la soddisfazione totale del cliente e la massima razionalizzazione delle risorse interne attraverso il continuo miglioramento dell'efficacia e dell'efficienza dell'organizzazione e dei suoi processi" [2].

Più nel dettaglio, il TQM individua alcuni principi su cui si deve basare la gestione di un'organizzazione che faccia della qualità una leva strategica. Nella versione originale, i principi sono 6:

1. priorità al cliente;
2. miglioramento continuo di tutte le attività aziendali;
3. coinvolgimento di tutto il personale dell'azienda;
4. formazione continua;
5. approccio scientifico al problem solving;
6. "far entrare il cliente in azienda".

La revisione delle norme ISO 9000:2000 ha assorbito e integrato i principi del TQM, sviluppandoli e portandoli a 8 (si veda par. 2.5).

Alla base del TQM c'è un concetto di qualità più ricco, secondo il quale la qualità è intesa non solo come soddisfazione del cliente, e di conseguenza immagine verso il mercato, ma come impegno per gli aspetti di corretto impiego delle risorse strumentali ed economiche (efficienza), fino all'attenzione alla produttività. La qualità, intesa come analisi delle possibili opportunità di errore a scopo di prevenzione, rappresenta un investimento che impiega risorse accertate, per evitare costi non prevedibili dovuti agli eventuali errori per attività non controllate. La strutturazione del funzionamento dell'intera organizzazione secondo processi interagenti, oltre a consentire un disegno più lineare e il controllo tramite il monitoraggio, aiuta nella diffusione della cultura del *cliente interno*, ossia l'utilizzatore a valle del prodotto dell'attività del singolo ufficio o reparto, che deve essere considerato a tutti gli effetti come un cliente con determinate esigenze da capire e una soddisfazione da perseguire. In questo modo è più facile che il fruitore del lavoro di un ufficio non incontri ostacoli o difficoltà nell'elaborare quanto ricevuto: il buon funzionamento della catena delle attività è così garantito.

Ma una delle caratteristiche più importanti è la valorizzazione della qualità delle risorse umane. Questo aspetto chiave è stato individuato e promosso dai padri americani del TQM, ma ha trovato nella cultura giapponese un fertilissimo terreno.

Il pensiero di F. W. Taylor (1911)...

Frederick Taylor, nei primi decenni del secolo scorso, mise le basi per la gestione industriale della produzione di massa. Il suo contributo alla cultura industriale fu tale che per decenni i suoi concetti di gestione, ivi compresi quelli relativi al personale, costituirono un pilastro indiscusso della gestione aziendale e in certi estremismi faticano ancora a lasciare campo a visioni più innovative:
"Hardly a competent workman can be found who does not devote a considerable amount of time to studying just how slowly he can work and still convince his employer that he is going at a good pace. Under our system, a worker is told just what he is to do and how he is to do it. Any improvement he makes upon the orders given to him is fatal to his success" [4].

...e quello di Konosuke Matsushita (1982)

È nota una frase di Konosuke Matsushita (fondatore della Matsushita Electric, cui appartengono tra gli altri i marchi Technics e Panasonic, noto in Giappone come "il dio del management"), pronunciata durante un viaggio in Gran Bretagna, che stigmatizza la differenza di visione e di conseguenza uno degli aspetti del cambio culturale che l'Occidente ha dovuto affrontare nella nuova era della qualità:
"Per voi (occidentali) l'essenza del management consiste nel tirar fuori le idee dalla testa dei dirigenti per metterle nelle mani degli operatori. Per noi (giapponesi) l'essenza del management è precisamente l'arte di mobilitare le risorse intellettuali di tutto il personale, al servizio dell'azienda".

2.5
I principi del TQM nelle norme ISO 9000:2000

Nei principi del TQM, assorbiti e integrati nelle norme dell'edizione del 2000, sono sintetizzati i cardini della *Qualità Totale*, una disciplina che coinvolge tutte le categorie interessate a vario titolo nella gestione aziendale: dalla direzione ai dipendenti e ai fornitori, con il focus sui clienti e su un ordinato e coerente modo di funzionamento delle attività aziendali. Li analizziamo brevemente, così come sono stati assorbiti e rielaborati dalle norme ISO, insieme al ciclo PDCA, che è il concetto cardine del TQM.

Gli 8 principi della Qualità Totale nelle Norme ISO 9000:2000

Principio 1. Organizzazione orientata al cliente
Principio 2. Leadership
Principio 3. Coinvolgimento del personale
Principio 4. Approccio per processi
Principio 5. Approccio sistemico alla gestione
Principio 6. Miglioramento continuativo
Principio 7. Decisioni basate su dati di fatto
Principio 8. Rapporti di reciproco beneficio con i fornitori

2.5.1
Principio 1. Organizzazione orientata al cliente

Non a caso è il primo dei principi del TQM: indica che il successo e la sopravvivenza delle aziende dipendono da come sono viste dai clienti. Le organizzazioni di successo addirittura sanno interpretare i bisogni latenti e inespressi del mercato offrendo prodotti adeguati. Il principio è applicabile in modo molto generale, per aziende di prodotto o di servizio, per organizzazioni pubbliche o private (in gioco soprattutto l'opinione pubblica) e in tutti i settori, dal B2B al B2C.

Il passo successivo, nell'orientamento al cliente, è individuare le parti interessate: chiunque abbia interesse all'operato e al successo di un'organizzazione. Le parti interessate dunque possono essere viste come una sorta di clienti, a cui l'organizzazione fornisce prodotti o servizi non immediatamente percepibili come tali. Sono parti interessate i finanziatori, i fornitori, i dipendenti, per esempio. Considerandoli alla stregua di clienti e dunque orientandosi all'attenzione e al rispetto anche dei loro requisiti, l'azienda coglie l'opportunità di aggregare attorno all'obiettivo del successo altre forze e altri interessi.

2.5.2
Principio 2. Leadership

Leadership è un termine inglese, ormai entrato nell'uso quotidiano, che indica un particolare stile di comando da parte dei livelli direttivi di un'organizzazione. Il principio TQM sottolinea che i capi debbano contribuire a mantenere uno stile direttivo tale da indurre nel personale la comprensione degli obiettivi aziendali e la coesione di intenti e attività volti al loro raggiungimento.

2.5.3
Principio 3. Coinvolgimento del personale

Ecco tradotto in principio il pensiero espresso da K. Matsushita: una delle ricchezze primarie di un'organizzazione è il patrimonio umano; le persone devono essere coinvolte nelle politiche e nelle strategie aziendali e indotte a dare il loro personale, convinto contributo. Questo obiettivo si realizza curando in particolare il clima aziendale e agevolando i dipendenti nelle loro mansioni e nelle loro legittime aspettative.

2.5.4
Principio 4. Approccio per processi

Non poteva mancare l'enfasi sul funzionamento per processi, che consente il controllo delle attività e dunque il raggiungimento di una miglior efficienza, sia nella gestione delle attività che nell'impiego delle risorse. Esiste un'innegabile difficoltà, per le aziende che iniziano l'approccio alla qualità e al modello ISO, nel passare dalla logica gerarchica alla logica per processi. Spesso la delega – anche di attività che non comportano impatti importanti sugli assetti aziendali – è vissuta con l'ansia di un mancato controllo. Un processo completo di opportune deleghe e opportuni punti di controllo, al contrario, favorisce il funzionamento e fornisce alla direzione informazioni chiare, fruibili, confrontabili sugli andamenti.

2.5.5
Principio 5. Approccio sistemico alla gestione

Per ottenere una completa sinergia dall'approccio per processi, è opportuno che le mutue relazioni dei processi stessi siano identificate, comprese e opportunamente gestite. Solo così si ottiene che l'organizzazione raccolga i dovuti frutti in termini di efficacia ed efficienza. In uno schema organizzativo per processi, il grado di importanza non è più dato dalla posizione gerarchica, ma dalla criticità del processo. In un'ottica di soddisfazione del cliente, dunque, i processi che hanno a che fare con il cliente e la sua soddisfazione diventano necessariamente processi primari.

2.5.6
Principio 6. Miglioramento continuativo

Un altro degli aspetti peculiari del TQM spinge le aziende a non accontentarsi della tenuta in controllo dei processi, ma a puntare a un guidato e costante miglioramento, evidenziandolo espressamente negli obiettivi dell'organizzazione. Questo incentivo al miglioramento deve essere perseguito con convinzione dalla direzione, altrimenti le organizzazioni hanno la tendenza ad accontentarsi dei risultati ottenuti, a "sedersi" progressivamente e addirittura a cedere su qualche obiettivo, pregiudicando in breve tempo gli eventuali risultati ottenuti con l'entusiasmo e l'impegno della fase iniziale.

La rana nella pentola

Il fenomeno per cui l'accontentarsi dei risultati raggiunti rischia con alta probabilità di far degenerare le prestazioni di un'impresa è noto nell'ambiente della qualità come "la rana nella pentola", con riferimento a una piccola storia di sapore zen: se si butta una rana in una pentola d'acqua bollente, salterà fuori immediatamente, salvandosi. Se invece si mette una rana in una pentola di acqua fredda che si scalda lentamente, la rana si abituerà progressivamente al cambio di temperatura e si lascerà bollire. La metafora applicata alle aziende e ai loro obiettivi significa che se si accettano progressivamente lievi ritocchi in peggio agli obiettivi, si fa la fine della rana bollita inconsapevolmente.

2.5.7
Principio 7. Decisioni basate su dati di fatto

I commenti, ma soprattutto gli esempi, da fare su questo principio sarebbero infiniti. Quanto spesso le decisioni strategiche o tecniche vengono prese sulla base di qualche dato sommario, ma soprattutto sulle sensazioni, l'esperienza o addirittura l'onda emotiva del momento? Il TQM sottolinea con fermezza (e nelle verifiche ispettive questo è uno dei punti meglio controllati) l'importanza di disporre di dati quantitativi di descrizione di ogni situazione, su cui basare qualsiasi decisione. Questo principio contiene una seconda fondamentale verità: il valore delle informazioni può essere vitale. Saper captare i segnali deboli del mercato o nelle relazioni con un cliente ed essere in grado di elaborarli a supporto di opportune decisioni strategiche può essere la chiave del successo per l'organizzazione.

2.5.8
Principio 8. Rapporti di reciproco beneficio con i fornitori

Se si allarga il processo a tutti gli attori che ne fanno parte, si può riconoscere immediatamente che i fornitori di un'azienda vi contribuiscono in modo determinante con i loro prodotti e/o i loro servizi, che hanno innegabilmente impatto sul cliente finale. Un rapporto tra cliente e fornitore basato sulla correttezza, la fiducia, la collaborazione, fino ad arrivare a una relazione di partenariato significa sviluppi e azioni con obiettivi comuni; la partnership non può che giovare alla qualità dell'organizzazione e dunque è inserita di diritto nei principi basilari del TQM.

2.5.9
Il PDCA

La metodologia PDCA è stata originariamente introdotta nell'uso aziendale da Walter Shewhart tra gli anni '20 e '30 e in seguito ha preso anche il nome di "ruota di Deming", la cui applicazione è stata cardine della disciplina dello studioso americano di qualità. Per la sua importanza e larghissima applicazione nel campo della qualità è considerato il concetto portante del TQM e dunque anche delle nuove norme ISO 9000:2000. Si tratta di un approccio logico alla risoluzione dei problemi, che viene utilizzato per il mantenimento delle prestazioni e per individuare e perseguire opportunità di miglioramento. Consta di quattro semplici passi: *Plan, Do, Check, Act*, da cui l'acronimo PDCA (Fig. 2.2).

Plan
- Si identifica il problema, si analizza, si individua la soluzione, si *pianifica* l'intervento.
Do
- Si *esegue* l'intervento pianificato.

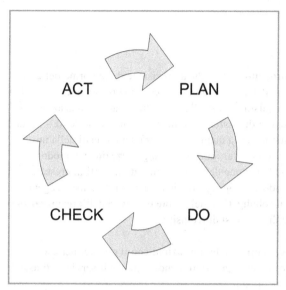

Fig. 2.2 Il PDCA

Check
-   Si *controllano* i risultati e si confrontano con l'obiettivo prefissato.
Act
-   Si ripete il processo per affinare i risultati, se sono positivi si consolidano in procedure.

Un piano di realizzazione di un Sistema Gestione Qualità (SGQ) basato sul PDCA

Ecco come si può strutturare un piano di intervento per impostare un Sistema Gestione Qualità:
I fase (*plan*)
-   • analisi della situazione e della struttura;
-   • formulazione dell'organizzazione dei processi;
-   • pianificazione del SGQ.
II fase (*do*)
-   • supporto agli eventuali cambi organizzativi;
-   • progettazione del SGQ con creazione di un sistema organico di procedure.
III fase (*check*)
-   • verifica tramite sperimentazione della struttura costruita e del SGQ;
-   • verifiche ispettive, riesame.
IV fase (*act*)
-   • realizzazione modifiche individuate dalla sperimentazione e dalle verifiche;
-   • consolidamento del SGQ.

2.6
I requisiti

Il concetto di requisito è stato introdotto dalla radicale revisione delle norme del 2000 ed è definito come "esigenza o aspettativa che può essere espressa o usualmente implicita o obbligatoria". Attorno ai requisiti – cioè alla capacità di un'organizzazione di incorporare le aspettative dei clienti e di trasformarle in specifiche di prodotto – ruota tutto il concetto di sistema di gestione per la qualità: si parlerà dei requisiti della norma e di quelli dei clienti, con l'unico scopo di far funzionare l'organizzazione in modo efficace ed efficiente, dunque con soddisfazione dei clienti e di tutte le parti interessate.

Si parla spesso, e forse in modo improprio, principalmente di "requisiti cogenti", volendo indicare le leggi e le norme obbligatorie del settore di attività dell'organizzazione. In realtà è più corretto parlare di tre classi di requisiti:

1. espliciti: sono dichiarati nei contatti e nelle transazioni con il cliente: per esempio caratteristiche tecniche richieste per il prodotto, condizioni per il servizio di assistenza, livelli di difettosità concordati;
2. impliciti: non dichiarati e dati per scontati (per esempio rispetto di leggi cogenti, correttezza nei rapporti, cortesia…);
3. latenti: aspettative non dichiarate, e spesso inconsce, quello che si potrebbe esprimere con un "…sarebbe bello che…".

Requisiti impliciti, espliciti e latenti

Immaginiamo di rivolgerci allo sportello di un laboratorio di analisi mediche per il ritiro degli esiti di un esame radiologico. Daremo sicuramente per scontato che siano rispettati i termini della legge sulla privacy, per esempio, o che l'operatore allo sportello sia cortese: requisiti impliciti. Il servizio è caratterizzato dai requisiti espliciti di puntualità nella consegna dei referti alla data stabilita, completi e opportunamente imbustati.

Se un giorno poi ci vedremo consegnare i risultati anche su cd, in modo che sia noi a casa sia il nostro medico curante in studio possiamo memorizzarli, guardarli e studiarli comodamente sul computer, allora il laboratorio sarà venuto incontro con successo a una nostra esigenza non ancora espressa, ma che se soddisfatta ci farà un gran piacere. La soddisfazione dei requisiti latenti è il modo – come dicono gli anglosassoni – per "deliziare il cliente", che resta molto favorevolmente impressionato dall'essere stato anticipato nell'espressione di un desiderio. Attenzione però che, una volta soddisfatti, i requisiti latenti diventano espliciti e dunque entrano nell'insieme di caratteristiche del servizio che il cliente da quel momento darà per scontate.

Sistemi di gestione, norme e certificazione

3

A. Lanati

3.1
Norme per i Sistemi di Gestione della Qualità

Questa sezione non ha la pretesa di essere una guida esaustiva alle norme ISO per la certificazione di qualità, ma solo di accompagnare, dopo una prima lettura, nell'individuazione degli aspetti più importanti o più delicati. I capitoli successivi entreranno nel merito dell'applicazione della qualità nelle diverse aree di un'azienda operante nelle scienze per la vita e forniranno esempi utili anche per la comprensione e per la realizzazione di un Sistema Qualità *certificabile*.

3.1.1
Qualche nota storica

L'ISO (*International Organization for Standardization*) è un organismo internazionale con sede a Ginevra, che dal 1947 si occupa della definizione e gestione degli standard. Il suo obiettivo, secondo le esatte parole della costituzione, è "to facilitate the international coordination and unification of industrial standards"[1] (1947).

Le norme della famiglia ISO 9000 definiscono e regolano le organizzazioni aziendali e il loro funzionamento, fornendo un modello di riferimento organizzativo per il raggiungimento della qualità dei prodotti o dei servizi. Sono nate nel 1987 per sollevare le aziende dalla necessità di verifiche ispettive sui fornitori; sono derivate da norme militari americane (MIL-STD) e norme UK-Standard e nella prima stesura erano focalizzate sulla prevenzione, attuata tramite l'applicazione dei concetti dell'assicurazione qualità. La prima riedizione del 1994 è servita ad aggiornarle per tenere conto delle tendenze di mercato, senza modificare la loro struttura: erano ancora orientate ad ambienti manifatturieri e, a causa dell'attenzione eccessiva alla formalizzazione e alla

---

[1] "Facilitare il coordinamento e l'unificazione internazionali degli standard industriali."

documentazione di azioni e decisioni, rischiavano di indurre una "burocrazia da ISO". La seconda riedizione del 2000 ha portato a una revisione della struttura e dei contenuti delle norme, per generalizzarne l'uso alla produzione di servizi ed enfatizzare i concetti di gestione del processo, di sistema documentato (e non "sistema di documenti"), di miglioramento continuo dei processi, di soddisfazione del cliente rilevata e monitorata.

Secondo la definizione fornita dall'ISO, si tratta di una raccolta di *standard generici per un sistema di gestione*, intendendo con il termine *generici* che gli stessi standard possono essere applicati a qualsiasi organizzazione, piccola o grande, indipendentemente dal prodotto – incluso il caso che il prodotto sia un servizio, in qualsiasi settore di attività, sia esso un'industria, una Pubblica amministrazione o un'azienda di servizi. *Sistema di gestione* è l'insieme di ruoli, regole, metodi che l'organizzazione definisce per guidare e tenere sotto controllo i suoi processi o le sue attività.

Le norme sono composte da tre documenti per l'impostazione e la gestione del Sistema Qualità, più uno di riferimento per le verifiche ispettive. Dall'emissione originaria del 2000, hanno subito aggiornamenti indipendenti.

- UNI EN ISO 9000:2005, Sistemi di Gestione per la Qualità – Fondamenti e terminologia.
- UNI EN ISO 9001:2008, Sistemi di Gestione per la Qualità – Requisiti.
- UNI EN ISO 9004:2000, Sistemi di Gestione per la Qualità – Linee guida per il miglioramento delle prestazioni.
- UNI EN ISO 19011:2003, Linee guida per gli audit dei Sistemi di Gestione per la Qualità e/o di gestione ambientale.

Il primo documento – ISO 9000:2005 – si preoccupa di illustrare aspetti generali e fornire un lessico comune a chi si interessa di qualità. La norma su cui si basa l'impianto del Sistema di Gestione per la Qualità e sulla quale le organizzazioni vengono certificate è la ISO 9001:2008, che descrive il modello di organizzazione per processi e i requisiti che il sistema deve avere per essere consono al modello. Il quadro è completato dalla ISO 9004:2000, che fornisce una guida per le organizzazioni che, avendo impiantato un Sistema Qualità, intendano sfruttarne tutte le potenzialità di perfezionamento; può essere anche applicata in modo indipendente e non è intesa per scopi contrattuali o di certificazione. Il suo concetto fulcro è l'autovalutazione, cioè un riesame complessivo e sistematico del funzionamento dell'organizzazione secondo il modello, per evidenziare e perseguire le opportunità di miglioramento. L'ultimo documento infine – ISO 19011:2003 – costituisce una linea guida, non obbligatoria ma vivamente consigliata, per la pianificazione, l'organizzazione, la tenuta e la gestione delle verifiche ispettive e delle relative risorse.

Nel 2008, la norma centrale ISO 9001 ha subito un aggiornamento rispetto alla versione precedente del 2000. L'impianto è rimasto sostanzialmente lo stesso e le modifiche si sono limitate ad alcuni aspetti da curare meglio nell'applicazione: gestione dei fornitori in outsourcing, concetto di prodotto come risultato di ogni processo, possibilità di una gestione più elastica di verifica, riesame e validazione, influenza di personale e ambiente di lavoro sulla qualità del prodotto finale, integrazione della valutazione della soddisfazione del cliente con dati oggettivi.

3.1.2
Modello di organizzazione ISO 9000

Le norme ISO 9000 prescrivono un modello di organizzazione per processi, applicabile in modo molto generico. Il modello (Fig. 3.1) prevede due interfacce verso il cliente o il mercato: la prima per l'analisi e la raccolta dei requisiti, la seconda per la verifica della soddisfazione. Il processo che per primo prende in considerazione i requisiti cliente è quello relativo alle *Responsabilità della direzione*, che deve gestirne la valutazione e di conseguenza fornire adeguate direttive per la *Gestione delle risorse*, intese in senso ampio, dalle infrastrutture alle attrezzature fino alla gestione del personale. Le risorse così gestite sono una delle basi su cui si innesta il processo della *Realizzazione del prodotto o servizio*. È questo il cuore dell'organizzazione produttiva: riceve in ingresso genericamente degli *elementi*, che vengono trasformati – con valore aggiunto per il cliente – in *elementi* in uscita; la natura di questi elementi dipende dalla specializzazione dell'organizzazione. Dal processo di realizzazione del prodotto/servizio vengono prelevate tutte le informazioni sul funzionamento, che – insieme al fondamentale rilevamento della soddisfazione del cliente – costituiscono i dati di ingresso al processo di *Misurazione, analisi e miglioramento*; questa operazione fornirà alla direzione il materiale necessario per definire le strategie per il raggiungimento degli obiettivi. A supporto di tutti i processi evidenziati, il SGQ garantisce la formalizzazione degli *obiettivi* dell'azienda, l'organizzazione secondo ruoli e responsabilità, la documentazione normativa interna e quella di funzionamento.

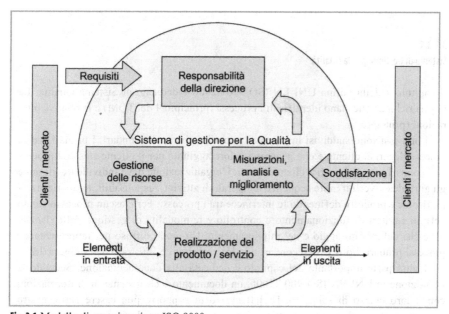

Fig. 3.1 Modello di organizzazione ISO 9000

3.1.3
Struttura della norma ISO 9001

La norma UNI EN ISO 9001:2008 è strutturata in un totale di 9 capitoli, dei quali l'introduzione e i primi tre trattano di aspetti generici e di inquadramento:

Cap. 0. Introduzione;
Cap. 1. Scopo e Campo di Applicazione;
Cap. 2. Riferimento Normativo;
Cap. 3. Termini e Definizioni.

È in uso e anche opportuno che i documenti di un Sistema Qualità basato sul modello ISO siano organizzati allo stesso modo, riportando nei primissimi capitoli lo scopo di ciascuno, i riferimenti normativi di legge e interni dell'organizzazione, oltre a una lista dei termini specifici e degli acronimi più utilizzati, con la relativa definizione. I capitoli più significativi sono dedicati ciascuno a uno dei processi del modello:

Cap. 4. Sistema di Gestione per la Qualità;
Cap. 5. Responsabilità della direzione;
Cap. 6. Gestione delle risorse;
Cap. 7. Realizzazione del prodotto;
Cap. 8. Misurazione, analisi e miglioramento.

Vediamo brevemente nel seguito quali sono i contenuti.

3.1.3.1
Sistema di Gestione per la Qualità

Il capitolo 4 della norma UNI EN ISO 9001:2008 è dedicato al Sistema Qualità. La norma richiede che siano identificati i processi (principio 4 del TQM) e le relative interazioni (principio 5).

I processi sono suddivisi in processi primari e processi secondari. I primari sono i processi legati al cliente e che generano valore aggiunto per il cliente stesso. I processi secondari sono orientati a clienti interni. L'organizzazione deve individuare gli uni e gli altri, descriverli tramite sequenze temporali di attività, responsabili, temporizzazioni, risorse e prodotti, definendo le interfacce tra i processi. Per ciascun processo vanno definiti i criteri di funzionamento e controllo e le modalità di gestione delle risorse, oltre che del monitoraggio e del miglioramento. Un modo diffuso per rappresentare i processi primari, i processi secondari e le loro relazioni è illustrato nella Figura 3.2.

L'altra parte importante del capitolo è dedicata alla documentazione. Secondo la definizione in UNI EN ISO 9000:2005, un documento è un insieme di "Informazioni con il loro mezzo di supporto. [...] Il mezzo di supporto può essere carta, nastro magnetico, disco elettronico o ottico, fotografia, campione di riferimento o una loro

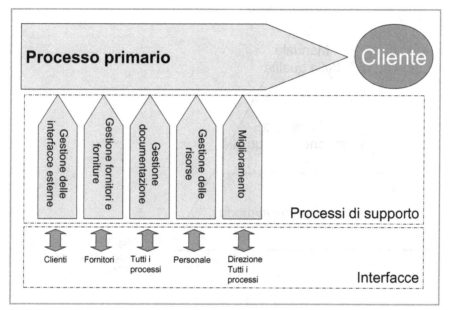

Fig. 3.2 Processi primari e processi di supporto

combinazione". Esempi possono essere "registrazione, specifica, documento di procedura, disegno, rapporto, norma".

La norma richiede la definizione, la manutenzione e l'uso di alcuni documenti fondamentali per il Sistema Qualità, fra cui obbligatoriamente:

- la politica della qualità;
- gli obiettivi per la qualità.

La *politica della qualità* è il documento programmatico della direzione e contiene
la *vision*, inquadra l'organizzazione all'interno dei suoi scopi, dei suoi valori, delle sue
prospettive e dichiara come l'organizzazione intenda mettere in pratica i principi della
qualità. Il documento degli *obiettivi* traduce nella pratica operativa le dichiarazioni
della politica. Ne parliamo più in dettaglio nel capitolo dedicato alle responsabilità
della direzione. La documentazione normativa (Fig. 3.3) si articola in:

- manuale della qualità;
- procedure;
- istruzioni operative;
- moduli.

Il *manuale della qualità* è il documento di definizione delle politiche di gestione
della qualità, la traduzione nella realtà dell'organizzazione delle direttive della norma,
della quale di solito mantiene la struttura in capitoli.

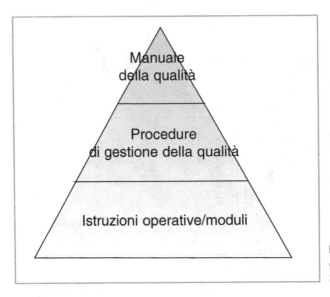

Fig. 3.3 Piramide della documentazione di un SGQ

Le *procedure di gestione della qualità* contengono la descrizione di tutti i processi aziendali.

Le *istruzioni operative* descrivono le operazioni ripetitive e sono richiamate dalle procedure. I *moduli* sono un riferimento formale dello svolgimento delle operazioni.

La norma prescrive l'obbligo di un *Manuale Qualità* e alcuni contenuti normativi obbligatori, che nella nuova versione possono essere trattati in documenti separati o accorpati. Le richieste obbligatorie sono, tra le altre, le indicazioni su come effettuare:

- la tenuta sotto controllo dei documenti;
- la tenuta sotto controllo delle registrazione della qualità;
- la tenuta sotto controllo dei prodotti non conformi;
- le verifiche ispettive interne;
- la gestione delle azioni correttive;
- la gestione delle azioni preventive;

oltre al prodotto/servizio e ai processi di supporto che non siano stati descritti nel manuale.

Le *registrazioni della qualità* sono tutti i documenti che attestano come i processi si sono svolti. Sono, per esempio, i verbali delle riunioni, i dati utilizzati per le decisioni, i moduli compilati. Durante le verifiche ispettive per l'applicazione del Sistema Qualità, le registrazioni sono tra i documenti più accuratamente analizzati.

La norma ISO 9001:2008, ai punti 4.2.3 e 4.2.4, richiede espressamente che i documenti e le registrazioni siano gestiti e tenuti sotto controllo secondo requisiti ben specificati: devono essere approvati prima della loro emissione, per garantire che siano adeguati ai processi e agli obiettivi di qualità. Siano (quando necessario) riesaminati, aggiornati e approvati e le modifiche siano identificate; nelle revisioni più aggiornate siano disponibili sui luoghi di lavoro; i documenti devono essere distribuiti alle persone adeguate, con gestione delle opportune liste di distribuzione e, se di origine esterna, la norma prescrive che siano identificati e in distribuzione controllata.

3.1.3.2
Responsabilità della direzione

E.W. Deming, uno dei citati padri del TQM, ha sintetizzato in una frase l'importanza della direzione nel perseguimento della qualità: "La qualità viene realizzata nel salone del Consiglio di Amministrazione e non nei reparti o negli uffici" [5]. È impossibile costruire e mantenere un Sistema Qualità che operi correttamente e che dunque correttamente generi qualità, non solo senza il coinvolgimento, ma che non comporti la forte motivazione e la conduzione della direzione. Qualsiasi tentativo proveniente o pilotato dai livelli gerarchici inferiori è destinato a non avere sufficiente legittimazione e dunque a perdersi nel nulla. Il riferimento al 2° principio del TQM sulla leadership è immediato.

La politica della qualità e gli obiettivi

La politica per la qualità di un comune lombardo (Fig. 3.4) illustra in poche righe alla cittadinanza perché è stata scelta la qualità come strumento di gestione e che cosa il comune intende perseguire (gli obiettivi): un esempio magari non esaustivo nei contenuti ma estremamente incisivo.

COMUNE di
XXXXXX
Provincia di XXXX

Politica per la Qualità

Approvata con deliberazione della Giunta Comunale n.. ..... del ....

"Vogliamo far vivere meglio la nostra gente"

In questo spirito vogliamo che chi ha bisogno sia sostenuto e chi non ha bisogno trovi comunque un ambiente accogliente e sereno con la disponibilità di servizi efficienti che consentano a giovani, lavoratori e anziani, cultura, svago e condizioni di vita di qualità elevata.

Per far questo

♦ *Vogliamo migliorare la qualità della vita dei nostri cittadini;*

♦ *Vogliamo organizzare un'amministrazione moderna ed efficiente;*

♦ *Vogliamo attuare iniziative che coinvolgano tutti i componenti della comunità;*

♦ *Vogliamo favorire i rapporti tra Comune e cittadini.*

IL DIRETTORE GENERALE   IL SINDACO

<firma>   <firma>

Fig. 3.4 Esempio di politica per la qualità di un comune della Lombardia

La direzione deve innanzi tutto chiarire al personale – responsabili e operativi – l'interpretazione dei principi di qualità e della loro applicazione nel campo specifico dell'azienda. La *politica della qualità* è il documento con cui la direzione dichiara il proprio impegno a creare, mantenere e migliorare un SGQ. Il documento deve esprimere l'impegno a soddisfare le esigenze delle parti interessate[2], a diffondere la politica della qualità e a tendere al miglioramento dell'organizzazione. Deve inoltre descrivere gli obiettivi dell'organizzazione e le relative modalità di verifica, con l'impegno a fornire supporto strutturale e organizzativo per consentire lo sviluppo delle differenti attività.

Come la politica della qualità si traduca nella realtà è indicato dagli *obiettivi per la qualità*, che devono essere, oltre che logicamente collegati alla politica, chiari nell'enunciato e nei tempi richiesti, realistici e raggiungibili, orientati al miglioramento e soprattutto misurabili. Con acronimo anglosassone, si usa sintetizzare le caratteristiche degli obiettivi correttamente fissati con SMART (Specifici, Misurabili, Acquisibili, Realistici, Tempificati). Gli obiettivi di qualità infine devono essere personalizzati sul contributo e la competenza di ciascuna funzione, servizio o ufficio, in modo che le attività di tutta la struttura siano sincrone nel loro raggiungimento.

Obiettivi raggiungibili e obiettivi irraggiungibili

Un errore che le direzioni aziendali compiono spesso è quello di fissare obiettivi oggettivamente irraggiungibili, con lo scopo di imprimere un forte impulso alle attività operative. Per fare un esempio esplicativo, l'obiettivo di azzerare gli scarti che ritornano dal mercato (i cosiddetti "ritorni dal campo") nel giro di un anno, a fronte di una situazione di grande difettosità, è realisticamente un obiettivo irraggiungibile. Meglio pianificare una riduzione significativa e costante, basata su azioni definite e di efficacia calcolata. Le risorse impegnate nel compito saranno più coinvolte e motivate se intravedono la realizzabilità dell'obiettivo fissato e saranno gratificate dal risultato e pronte a mettere in campo nuove energie, se riusciranno a raggiungerlo.

Struttura organizzativa e comunicazione

Tra le responsabilità della direzione c'è la definizione della struttura organizzativa (organigramma) in modo chiaro ed efficiente, il che implica un disegno dei ruoli (*job description*) che siano complementari e compatibili, che garantiscano l'efficienza della struttura e non lascino zone grigie in cui le responsabilità non siano chiaramente definite. È a questo punto che la norma prevede che la direzione nomini un *Rappresentante*

---

[2]   UNI EN ISO 9004:2000. "Le parti interessate di un'organizzazione comprendono: i clienti e gli utenti finali; il personale dell'organizzazione; i proprietari e/o gli investitori; i fornitori e i partner; la società, intesa come comunità, e il pubblico, che possono essere influenzati dall'organizzazione o dai suoi prodotti".

della direzione per la qualità, una figura che spesso si confonde con il *Responsabile qualità*. Il Rappresentante della direzione per la qualità ha il compito di gestire, monitorare, valutare e coordinare il SGQ, come braccio destro della direzione. In una grande azienda è il *Direttore qualità*, mentre il Responsabile qualità ha compiti più operativi. Nelle piccole realtà, fatalmente le due figure vengono a coincidere.

Un'attenzione particolare viene riservata dalla norma alla comunicazione interna, che deve garantire mezzi e flussi per il necessario scambio di informazioni a tutti i livelli gestionali e operativi. In particolar modo devono essere garantiti la diffusione di *politica* e *obiettivi*, i flussi informativi che riguardano il cliente o che impattano sulla qualità del prodotto/servizio e quelli per il funzionamento e l'efficacia del sistema qualità.

I due "RQ"

A titolo di esempio, ecco una possibile suddivisione delle responsabilità tra il Rappresentante della direzione per la qualità e il Responsabile qualità di un'organizzazione [6].

Il *Rappresentante della direzione per la qualità* è un membro della struttura direzionale che, indipendentemente da altre sue responsabilità, ha l'autorità per:
- assicurare che i processi del SGQ siano predisposti, attuati e tenuti aggiornati;
- assicurare che all'interno dell'organizzazione sia diffusa la consapevolezza di garantire il rispetto dei requisiti dei clienti;
- riferire alla direzione sulle prestazioni del SGQ e su ogni esigenza per il miglioramento.

Il *Responsabile qualità* è quella figura che ha la responsabilità di:
- gestire il controllo dei documenti di tutto il SGQ;
- riferire periodicamente alla direzione sull'andamento del SGQ;
- partecipare e relazionare al riesame della direzione;
- interfacciarsi con l'organismo di certificazione;
- mantenere i contatti con i clienti per gli aspetti inerenti il SGQ.

Riesame

Per tenere saldamente il timone dell'organizzazione, la direzione, oltre che a delineare gli obiettivi, a indicare la struttura organizzativa e a mettere a disposizione le risorse, è tenuta a un controllo periodico dei risultati, chiamato *riesame*. Nel riesame viene verificato il raggiungimento degli obiettivi (ivi compresa la soddisfazione del cliente) sulla base di indicatori definiti e rivisti nella loro efficacia, allo scopo di guidare il processo di miglioramento. La Figura 3.5 ne indica schematicamente il flusso. Il risultato del riesame sarà una revisione della politica o degli obiettivi, se necessario, ma soprattutto una strategia consolidata in un piano di realizzazione, opportunamente strutturato nella *pianificazione della qualità*. Ciascuna funzione aziendale tradurrà in un piano formalizzato le strategie scelte per il raggiungimento dei propri obiettivi, a loro volta declinati dagli *obiettivi di qualità dell'organizzazione*.

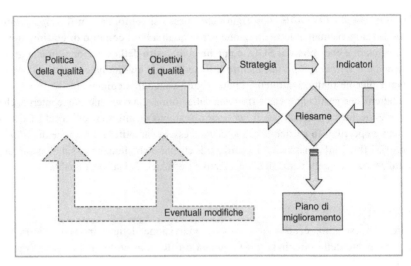

Fig. 3.5 Schema di riesame

3.1.3.3
Gestione delle risorse

La gestione delle risorse necessita di attenzione per garantire che vengano impiegate con efficienza e diano il contributo atteso all'efficacia dei processi. Durante il processo del riesame e della pianificazione della qualità, le risorse (strumenti/infrastrutture, persone) devono essere definite in base alle necessità e ne deve essere garantita la messa a disposizione.

La coerenza con il 3° principio del TQM sul coinvolgimento dei dipendenti nella gestione dell'organizzazione suggerisce un'attenzione speciale per le risorse umane. La cura che l'organizzazione vi deve porre si deve tradurre in primo luogo nella gestione delle competenze e abilità, attraverso l'analisi delle conoscenze dei singoli funzionali al ruolo ricoperto e l'addestramento e la formazione necessari ai compiti attribuiti, per concludersi con la verifica dell'efficacia degli interventi eseguiti. D'altro canto deve portare alla realizzazione di un sistema di valorizzazione e riconoscimento dei contributi delle persone, una vera e propria politica di sviluppo del personale.

Per *infrastrutture* la norma intende edifici, spazi di lavoro, attrezzature e apparecchiature per l'esecuzione dei processi e dei servizi di supporto (per esempio, trasporti, comunicazioni). Per questa gestione, devono essere previsti piani di manutenzione, piani di sostituzione/aggiornamento e di gestione dell'emergenza.

Tra le risorse che la direzione deve curare e rendere disponibili, nella norma ISO 9004:2000[3] sono annoverati anche i dati, una risorsa fondamentale per la gestione dell'organizzazione, per il funzionamento, per il miglioramento e per lo sviluppo delle conoscenze, in ossequio anche al 7° principio del TQM che vincola le decisioni all'a-

---

[3] "Linea guida per il miglioramento delle prestazioni", non vincolante per la certificazione.

nalisi di dati oggettivi. La stessa linea guida sottolinea l'importanza di migliorare la comunicazione tra partner (clienti e fornitori), curando anche la disponibilità e il ricorso a risorse naturali: un aggancio con le norme per il rispetto dell'ambiente.

Per quanto riguarda i dati economico-finanziari e i relativi rapporti che ne illustrano l'andamento e l'amministrazione, essi sono apparentemente esclusi dalla gestione di base delineata dalla norma ISO 9001, ma sono esplicitamente considerati nella gestione per il miglioramento suggerita dalla linea guida ISO 9004 (di nuovo, fuori dal confine della semplice certificazione) e costituiscono materia primaria d'interesse della linea guida ISO 10014 (si veda il par. 3.4.2).

3.1.3.4
Realizzazione del prodotto o del servizio

Il processo di realizzazione del prodotto o del servizio è il processo primario dell'organizzazione: per questo la norma vi dedica un capitolo molto articolato (il capitolo 7) e riserva particolare attenzione alla pianificazione, che si ritrova come prima fase sia del processo di realizzazione del prodotto sia del sottoprocesso di progettazione. Per chiarire la differenza tra le due pianificazioni, facciamo riferimento alla Figura 3.6, dove ne sono evidenziate le posizioni. La pianificazione della realizzazione del prodotto (paragrafo 7.1 della norma) definisce la sequenza delle attività necessarie per una sua completa realizzazione, dai primi contatti cliente fino alla consegna e al supporto sul mercato. La pianificazione della fase di progettazione e sviluppo invece (paragrafo 7.3 della norma) è relativa a una sola parte del processo di realizzazione, ma la più delicata, dato che prevede il progetto del prodotto/servizio e del modo di produzione (processo tecnologico) o di erogazione.

La norma consente che si possano escludere in parte o completamente alcuni paragrafi del suo capitolo 7, a patto che nei documenti dell'organizzazione ne siano esplicitate le ragioni. La norma esattamente recita: "Qualora alcuni requisiti vengano esclusi dall'applicazione, le dichiarazioni di conformità alla presente norma internazionale non sono accettabili a meno che queste esclusioni siano limitate ai requisiti del punto 7 e che esse non abbiano influenza sulla capacità dell'organizzazione, o sulla sua responsabilità, di fornire prodotti che siano conformi ai requisiti del cliente e a quelli cogenti applicabili" (ISO 9001:2008, punto 1.2).

In particolare, dall'applicazione di una parte di questo capitolo sono esentate le organizzazioni che non progettano i prodotti o i servizi erogati, ma si limitano alla loro produzione o distribuzione. Un esempio può essere la produzione conto terzi (nota in alcuni ambienti industriali come *bill-to-print*) o gli stabilimenti produttivi che limitano le proprie attività al solo confezionamento di prodotti, il cui *packaging* e il cui contenuto siano decisi dal cliente o da altri rami dell'azienda madre. Le organizzazioni che invece fanno realizzare in *outsourcing* presso fornitori parte delle attività relative al prodotto o al servizio sono tenute a controllarne e garantirne il processo secondo la norma e secondo precise disposizioni opportunamente definite. In campo farmaceutico le GMP (*Good Manufacturing Practice*) e il Dlg 219/06 (si veda il Capitolo 7)

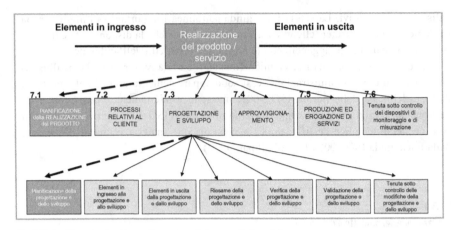

Fig. 3.6 Pianificazioni nella realizzazione del prodotto/servizio

devono essere applicate anche dai contoterzisti, che devono essere a tutti gli effetti produttori farmaceutici autorizzati dalle autorità competenti.

Pianificazione del prodotto o del servizio

Nella realizzazione del prodotto/servizio, la prima azione consiste dunque nella pianificazione del processo (paragrafo 7.1 della norma): la definizione degli obiettivi
relativi al prodotto e dei relativi requisiti, di tempi e modi per il raggiungimento,
delle risorse necessarie, dei documenti interni ed esterni che necessitano per la realizzazione. Devono inoltre essere previsti e opportunamente definiti i momenti di
verifica dei risultati progressivi, i dati e gli strumenti per il monitoraggio dei processi coinvolti, le registrazioni della qualità che attestino il corretto svolgimento
del processo.

La realizzazione del prodotto o del servizio si svolge attraverso i sottoprocessi
illustrati nella Figura 3.7, che si snodano dai contatti con il cliente, attraverso la pro-
gettazione/sviluppo e l'approvvigionamento dei materiali/servizi necessari, fino
alla produzione vera e propria, concludendosi solo a valle della cura del cliente
anche dopo la consegna del prodotto o l'erogazione del servizio. Tutte queste fasi e
i relativi momenti di verifica devono essere correttamente inclusi nella
pianificazione.

Processi relativi al cliente

La realizzazione del prodotto inizia idealmente con i contatti con il cliente o con l'a-
nalisi dei requisiti di mercato (*processi relativi al cliente*). I requisiti possono essere
concordati con un cliente – nel caso si tratti di uno sviluppo su commessa, oppure definiti in modo autonomo dall'azienda in seguito a un'analisi di mercato e alle conseguen-

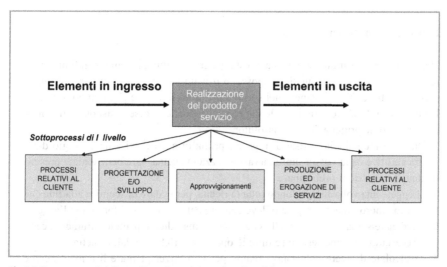

Fig. 3.7 Sottoprocessi della realizzazione del prodotto/servizio

ti scelte strategiche – nel caso si tratti di un'organizzazione concorrente nel libero mercato. Data l'importanza di impostare gli sviluppi su basi solide, la norma richiede che le caratteristiche tecniche del prodotto siano descritte con chiarezza. A puro titolo di esempio, dovranno essere definite prestazioni e funzionalità, nel caso di strumenti, oppure dosi e modalità di conservazione, nel caso di farmaci, o ancora tempi, modalità e caratteristiche di un servizio. Allo stesso modo, devono essere definite le condizioni ambientali di funzionamento del prodotto: temperatura, umidità, vibrazioni, caratteristiche dei trasporti che subirà, tempo massimo di garanzia o di validità (per esempio la scadenza dei farmaci), oppure le condizioni di erogazione nel caso di servizio. La stessa attenzione dovrà essere posta nel chiarire le tecnologie necessarie, i termini economici e quelli commerciali; ad esempio nel caso di manufatti dovranno essere stabiliti prezzi, quantità, tempi, livelli di qualità e di servizio, nonché i servizi collegati, come l'assistenza post vendita o lo smaltimento delle parti a fine vita.

Gli accordi con il cliente per quanto riguarda gli aspetti commerciali (tempi e modalità di consegna, quantità e prezzi, altri vincoli o accordi) e gli aspetti tecnici (specifiche tecniche e ambientali, altri vincoli come normative, certificazioni, documentazione) devono essere rivisti a chiusura della fase di contrattazione perché ne sia garantita la completezza e la coerenza. Si deve inoltre verificare che siano state risolte le eventuali divergenze tra i requisiti di un contratto o di un ordine rispetto a quelli espressi in precedenza e che l'organizzazione abbia le capacità per soddisfare i requisiti definiti. Questa fase prende il nome di *riesame del contratto*.

Sia nel riesame degli aspetti tecnici che di quelli commerciali, sono da valutare i requisiti espliciti (cioè dichiarati e/o documentati), i cogenti (norme e leggi applicabili) e quelli impliciti (gli aspetti dati per scontati nella fornitura del prodotto o del servizio). Il risultato del riesame – per le parti pertinenti – deve essere condiviso con il cliente, sfruttando un canale di comunicazione che va conservato aperto, anche per la raccolta di eventuali segnalazioni e reclami.

Il "riesame" di Nonna Papera

Non tutti i lettori saranno avvezzi a questo genere di lettura, ma anche in fonti apparentemente estranee alla qualità si possono trovare validi esempi di corrette impostazioni di base: Nonna Papera nel suo famoso libro di ricette [7], ben conscia dell'importanza di un riesame iniziale dei requisiti e delle risorse a disposizione, invita a farlo come prima azione in assoluto:

"Chi bene incomincia... Esatto, ragazzi, prima di accingervi a dare saggio della vostra abilità e della vostra suprema raffinatezza in cucina, sarà bene teniate presente alcune operazioni preliminari:

1 – Leggete una volta fino in fondo tutta la ricetta, per evitare di scoprire alla fine che l'impasto amorosamente preparato deve cuocere nel forno e voi il forno non l'avete.

2 – Radunate sul tavolo tutto quello che vi serve, ingredienti, pentole, strumenti, ecc.

3 – Accertatevi di saper eseguire tutte le operazioni richieste dalla ricetta.

4 – Calcolate di avere abbastanza tempo per non dover piantare lì a metà perché sono ormai le tre di notte.

5 – ..."

Progettazione e sviluppo

Questa parte della norma guida attraverso le principali attività necessarie a garantire uno sviluppo controllato del progetto. Si parte da una pianificazione non solo delle attività, ma anche e soprattutto dei controlli, insieme all'individuazione degli elementi di ingresso necessari alla progettazione e di quelli che costituiscono il frutto della progettazione; nell'uno e nell'altro caso devono essere accuratamente definiti e sottoposti a riesame, per una verifica di congruenza e completezza. Sono tenuti in evidenza particolare gli aspetti più legati alla qualità del prodotto finale, ovvero i criteri di accettazione del prodotto perché possa essere rilasciato al cliente – definiti in fase di progetto – e le tre fasi di controllo dei risultati: verifica, validazione e riesame di progetto. Questi tre termini sono spesso fonte di confusione ed equivoci:

- con *verifica* si intende l'insieme di attività finalizzate al controllo che il risultato del progetto sia coerente con i requisiti di ingresso (contratto, specifiche);
- con *validazione* si intende l'insieme di attività volte a verificare che il risultato del progetto sia adeguato all'impiego per cui è inteso;
- per *riesame di progetto* si intende una verifica formale, possibilmente svolta da un gruppo di persone, comprendente anche progettisti non coinvolti direttamente nel progetto, che lo valuti per assicurarsi che siano stati raggiunti gli obiettivi generali: affidabilità, qualità, sicurezza, volume, manutenibilità, costi, ecc.

La *verifica* dunque è un controllo "verso monte", la *validazione* una sperimentazione che simuli l'impiego "verso valle", il *riesame* una valutazione globale di tutti gli aspetti del progetto, che non sono solo tecnici (per i quali vengono acquisiti i risultati di verifica e validazione), ma anche gestionali.

La norma nella versione 2008 puntualizza i diversi significati dei tre momenti di controllo e lascia all'azienda di deciderne tempi e modalità "come appropriato per il prodotto e per l'organizzazione"[4], in sostanza consentendone anche un accorpamento se il contesto e la natura del prodotto lo permettono.

Nel Capitolo 5 di questo testo sono illustrati nel dettaglio i concetti base e alcuni strumenti per la realizzazione di questi controlli.

Chi progetta sa – spesso a proprie spese – quanto siano delicate le modifiche effettuate in corso di sviluppo, sia su richieste tardive del cliente che a correzione di errori, per il rischio che le accompagna di incidere negativamente e in maniera subdola su aspetti collaterali e dunque poco evidenti dell'insieme progettato. La norma richiede che venga definito un processo chiaro e controllato da seguire, nel caso il progetto necessiti di cambiamenti in corso d'opera. Spesso è utile una procedura dedicata: generalmente si distingue tra modifiche minori e modifiche maggiori, in funzione dell'impatto che hanno su tutti gli aspetti del progetto e di conseguenza sulla riedizione delle attività di controllo e verifica. La procedura indicherà i criteri di classificazione delle modifiche, e di conseguenza gli iter per l'integrazione nel progetto e le relative verifiche, semplificati per le minori, più completi per le maggiori.

In questo punto della norma si configura l'integrazione con la pratica clinica regolamentata dalle *buone pratiche cliniche* (*Good Clinical Practice,* GCP), che saranno trattate nel Capitolo 11. La sperimentazione clinica infatti è un'attività di verifica delle ipotesi e delle sperimentazioni alla base del progetto di una molecola o di un prodotto biotecnologico a scopo terapeutico, seguita dalla fase di validazione dell'impiego del farmaco in condizioni limitate e controllate.

Approvvigionamento

Il controllo sull'approvvigionamento si realizza su due filoni distinti: la valutazione e la qualifica dei fornitori autorizzati a fornire materiali/servizi e il controllo sulle merci o servizi acquistati. Entrambi i filoni devono essere descritti con un adeguato processo, nel quale siano definiti i punti di controllo e gli indicatori. Tutte queste informazioni sono oggetto di monitoraggio e di riesame periodico della direzione, oltre che di azioni di miglioramento gestite con gli strumenti del SGQ (non conformità, azioni correttive/preventive). Il dettaglio di modi e strumenti è illustrato diffusamente nel Capitolo 5.

Produzione ed erogazione di servizi

Il capitolo della norma che descrive i requisiti per una produzione sotto controllo è semplice e schematico. Richiede che il prodotto o servizio che deve essere erogato sia descritto da documenti appositi, in tutte le sue caratteristiche. Si tratta di documenti di

---

[4]   Norma ISO 9001:2008, par 7.3.1, Nota.

uscita della progettazione del prodotto e del processo, tradotti nelle istruzioni di lavoro che servono a ogni postazione operativa. Sarà cura dei valutatori dei Sistemi Qualità verificare che ciascun operatore abbia a disposizione tutti i documenti normativi d'interesse per la propria attività, in particolare i documenti del Sistema Qualità e le istruzioni di lavoro. La documentazione di produzione deve anche comprendere un *piano di controllo* del processo, che ne descriva le modalità di monitoraggio. In una linea di produzione si tratterà di un documento formale, che necessita di tutti gli accorgimenti di gestione propri dei documenti del Sistema Qualità. Ne parliamo più diffusamente nel Capitolo 5. Nei casi più semplici, basterà l'evidenza che gli indicatori del processo siano definiti e tenuti sotto controllo con continuità, secondo istruzioni disponibili.

Alla realizzazione del prodotto/servizio e alla rilevazione dei valori degli indicatori di monitoraggio occorrono strumenti idonei; per gli uni e per gli altri devono essere disponibili presso le postazioni di lavoro le opportune indicazioni di funzionamento. Gli strumenti devono sottostare a verifiche adeguate prima della messa in opera per garantirne il corretto funzionamento a fronte dei requisiti richiesti. In ambiente manifatturiero si parla di *qualifica* delle linee di produzione, che viene di norma effettuata con verifiche sul macchinario (misure di parametri del processo, come tempi, temperature, concentrazioni ecc.) e prove funzionali con materiale analogo a quello che sarà utilizzato e prodotto: per esempio, si possono usare *test pattern* per verificare che la macchina operi correttamente in tutte le possibili condizioni di realizzazione di un particolare. La *validazione* del processo di produzione richiede anche che il prodotto uscito dalla linea sia verificato in tutte le condizioni di uso previste a specifica, prima che sia data l'autorizzazione al rilascio della produzione al cliente. In pratica, campioni di un numero definito di lotti, prodotti sulla linea definitiva, sono sottoposti alle prove di validazione già eseguite sui prototipi di progetto, questa volta con lo scopo di intercettare eventuali debolezze di processo che ne compromettano l'impiego.

Se uno degli obiettivi primari di un Sistema Qualità è la soddisfazione del cliente, non ci si può certo esimere dal seguirlo anche dopo la consegna del prodotto, attraverso l'assistenza tecnica e i servizi di supporto. Fa parte dell'assistenza dopo la vendita anche il recupero dal mercato di materiale non conforme. L'organizzazione dunque deve aver progettato, realizzato e mantenuto efficiente la struttura organizzativa (risorse, procedure, responsabilità) deputata a questo compito. L'edizione 2008 della norma ISO 9001 ha attribuito un'enfasi particolare ai processi che riguardano il cliente, specificando esempi di attività da tenere sotto controllo: interventi in garanzia, manutenzione, riciclo e smaltimento dei materiali.

L'ultimo requisito per la produzione, ma non certo il meno importante, riguarda la necessità di identificare ciascun pezzo prodotto con tutte le informazioni di produzione per assicurarne la rintracciabilità in caso di problemi sul mercato. La tracciabilità del singolo pezzo generalmente riporta data di produzione e numero di lotto, mentre quella del lotto registra informazioni sulle condizioni di produzione, compresi i lotti dei componenti o dei materiali utilizzati. Sono informazioni che diventano di importanza fondamentale nella gestione di prodotti non conformi o addirittura ritirati dal mercato: conoscere la composizione dei lotti consente infatti di circoscrivere le quantità di prodotto da isolare, con notevoli garanzie di efficienza e di correttezza dell'intervento. Si pensi a una campagna di richiamo dal mercato: una cosa è ritirare tutta la produzione di un periodo a rischio, un'altra poter selezionare da tutta la produzione solamente la parte che si sa inquinata dal problema ipotizzato o individuato. I dati di tracciabilità, incrociati con le altre informazioni disponibili, sono poi fondamentali per poter individuare le cause del problema di prodotto.

Tenuta sotto controllo dei dispositivi di monitoraggio e misurazione

Il controllo del sistema si basa sul rilevamento di vari indicatori sui processi, siano essi organizzativi o produttivi. La raccolta dei dati deve essere effettuata con strumenti che ne garantiscano la correttezza e l'affidabilità, in modo che le decisioni prese sulla base dei dati disponibili siano adeguate ed efficaci. Per questa ragione la norma richiede un'attenzione specifica per gli strumenti utilizzati per raccogliere tutte le informazioni che saranno impiegate per il SGQ e per l'erogazione del prodotto o del servizio. Il controllo inizia con il censimento degli indicatori per il monitoraggio e delle misure che l'organizzazione ritiene necessarie, per proseguire poi con il censimento degli apparecchi necessari alle rilevazioni. Gli strumenti di misurazione si trovano principalmente nei laboratori asserviti al progetto (ricerca e sviluppo), alle valutazioni di qualità, alla produzione.

La cura degli strumenti riguarda l'identificazione, la garanzia di precisione (taratura e regolazione), la manutenzione e la protezione verso manipolazioni non autorizzate.

Nel campo delle scienze per la vita, le *buone pratiche di laboratorio* (*Good Laboratory Practice,* GLP) forniscono un riferimento operativo di rigore, ma esistono altre norme e linee guida (principalmente ISO) che sono tenute a riferimento per la corretta gestione delle attrezzature di un laboratorio. Questi argomenti sono trattati con maggior respiro nel Capitolo 9.

3.1.3.5
Misurazione, analisi e miglioramento

Il capitolo 8 della norma costituisce la novità più significativa dell'approccio in qualità alla gestione. Raccoglie tutte le attività di miglioramento che nell'edizione ISO9000:1994 erano comprese nei vari capitoli, arrivando a costituire un processo con dignità separata.

Miglioramento

Il processo di miglioramento ha lo scopo di consolidare i risultati raggiunti e individuare nuovi obiettivi per aumentare l'efficienza (miglior impiego delle risorse disponibili) e l'efficacia (migliori risultati sul prodotto). Si avvale in ingresso delle misurazioni dei dati e delle indicazioni di funzionamento dei processi aziendali, facendo particolare attenzione ai rilievi relativi ai processi interni e alla soddisfazione del cliente, oltre che alla corretta applicazione del SGQ. Le informazioni devono poi essere analizzate, utilizzando strumenti e metodologie affidabili: per le elaborazioni automatiche saranno necessarie verifiche sulla correttezza degli algoritmi, per le analisi dovranno essere impostate metodologie e criteri validati. Il risultato dell'analisi sfocerà in indicazioni sulle azioni da compiere per migliorare i processi e dunque in piani di azione. I piani devono essere monitorati nella loro esecuzione e verificati sui risultati conseguiti, secondo il classico processo PDCA. La direzione deve periodicamente controllare lo stato del processo di miglioramento tramite una revisione degli indicatori a fronte degli obiettivi definiti, secondo il processo detto di riesame.

Kaizen e Kairyo. Migliorare in stile giapponese

Kaizen è parola giapponese che significa letteralmente "cambiamento in meglio". Nel nostro caso significa avanzamento continuo nella ricerca del miglioramento, coinvolgendo il personale aziendale in modo analogo a tutti i livelli, dal direttivo all'operativo; si svolge con progetti di miglioramento eventualmente organizzati in piani generali, che hanno lo scopo di ottimizzare diversi aspetti del prodotto, del servizio e del processo. Il *kaizen* è un grande cambiamento rispetto all'approccio ai problemi aziendali tipico dell'Occidente.

Kairyo invece è il "grande miglioramento", ottenuto attraverso l'innovazione orientata alla tecnologia, ai processi, agli impianti ecc.; necessita di tecniche creative e richiede soprattutto un investimento nella ricerca. Il *kairyo* è tipico dell'Occidente, dove il concetto di miglioramento è quasi sempre legato a quello di innovazione per salto tecnologico.

"Abbiamo scoperto che il salto di miglioramento che si può fare con il *kaizen* equivale, durante la vita di una tecnologia, al salto ottenuto con la tecnologia stessa" (AT&T).

Esistono due livelli di gestione del miglioramento: uno più operativo, che si occupa del monitoraggio, cioè della rilevazione continua delle grandezze dei parametri che sono stati scelti per tenere sotto controllo i processi aziendali definiti, e uno strategico, che – fissati gli obiettivi generali dell'organizzazione – individua le macro azioni e gli indicatori relativi per il loro raggiungimento e procede a una valutazione generale periodica (riesame). Mentre del livello operativo sono incaricati tutti i responsabili operativi, supportati per le metodologie e verificati lungo il percorso dal Rappresentante della direzione per la qualità e/o Responsabile qualità in alcune organizzazioni, il livello strategico è a carico della direzione, che con l'analisi degli indici di sintesi si rende conto di quanto il miglioramento operativo sia effettivo o latente.

Gli strumenti di supporto al miglioramento sono la *gestione delle non conformità*, le *azioni correttive* e le *azioni preventive*, le *verifiche ispettive interne*. La norma richiede che questi strumenti siano descritti in una o più procedure, in modo che modalità e responsabilità/autorità siano chiaramente definite.

Un esempio particolare di processo di miglioramento è quello che prevede la *capitalizzazione dell'esperienza*: nella realizzazione di un prodotto o di un servizio, dalla fase di discussione dei requisiti con il cliente (o della relativa definizione) fino all'assistenza sul prodotto nel mercato, ogni evento per il quale sia stata necessaria un'azione a correzione o miglioramento è un'occasione per far sedimentare esperienza. I casi di esperienza dovrebbero essere registrati in un database di *memoria storica*, di facile accesso a chiunque sia coinvolto nelle fasi della realizzazione di un prodotto/servizio, insieme alle informazioni sulle attività per individuarne e realizzarne la risoluzione e le relative azioni preventive. Ogni insuccesso dovrebbe poi portare, attraverso un'analisi delle cause profonde che l'hanno generato, a individuare azioni preventive per la rimozione dei problemi strutturali. Spesso, infatti, fermandosi all'azione reattiva di risoluzione del problema immediato, si perde l'occasione per rendere più robusto il sistema eliminando debolezze organizzative, procedurali, di comunicazione, che possono generare problemi simili non individuabili a priori.

Azioni correttive e preventive

Le azioni correttive sono mirate alla risoluzione radicale di un problema, quelle preventive alla rimozione di opportunità di errore (Tabella 3.1). La gestione formalizzata dei due tipi di azione garantisce che sia stata svolta un'analisi delle cause reali e ipotetiche, che siano definite le attività per la soluzione, complete di responsabili e date, che l'efficacia dell'intervento sia verificata prima di dichiarare "ufficialmente chiuso il caso". Insomma, garantisce l'applicazione del ciclo completo del PDCA (si veda il successivo Capitolo 4).

Tabella 3.1 Tipi di azione

Azioni di contenimento o *palliative*
- hanno carattere provvisorio;
- devono essere impostate appena individuata la non conformità;
- sono indirizzate alla rimozione del sintomo;
- devono essere *validate*[5].

Azioni correttive
- hanno carattere definitivo;
- sono indirizzate alla rimozione della causa principale;
- devono essere *validate*.

Azioni preventive
- sono mirate alla rimozione delle opportunità di errore;
- è utile che siano individuate con l'analisi delle condizioni generali (cause strutturali) che hanno portato a errori noti, per escludere la possibilità che se ne presentino di analoghi;
- si applicano alle classi di errore e alle famiglie di prodotti/servizi;
- vengono integrate nelle procedure aziendali.

[5] Validazione: deve esserne provata l'efficacia e l'assenza di danni indotti.

Non conformità

Le *non conformità* sono problemi segnalati in modo ufficiale. L'organizzazione deve definirne la gestione, che deve comprendere almeno il *trattamento della segnalazione*, cioè un intervento che rimuova quanto meno il sintomo del problema: con riferimento alla Tabella 3.1, un'azione di contenimento. La decisione di proseguire con l'analisi delle cause del problema e la relativa rimozione tramite attuazione di azioni correttive è demandata di solito al Responsabile qualità (RQ) e al responsabile dell'area interessata dal problema.

La determinazione di azioni preventive è una solida base per rimuovere anche l'opportunità che errori analoghi si possano ripresentare nel futuro e quindi è caldamente consigliata come supporto a un rapido miglioramento.

La Tabella 3.2 sintetizza gli aspetti salienti della gestione di una non conformità.

Tabella 3.2 Gestione di non conformità

Un problema può essere segnalato: - da una persona esterna all'organizzazione (cliente o parte interessata); - da una persona interna all'organizzazione; - da un valutatore interno o esterno. Può riguardare: - un prodotto/servizio; - una fornitura; - l'applicazione di una procedura. Può essere gestito: - limitando il trattamento alla segnalazione (azione palliativa); - individuando specifiche azioni correttive/preventive; - controllandone alla fine l'efficacia.

Verifiche ispettive interne

La cura principale che necessita a un SGQ, perché mantenga le sue caratteristiche di efficienza ed efficacia, è costituita da verifiche periodiche sul corretto funzionamento dell'organizzazione.

Le verifiche periodiche servono a stabilire se il SGQ è conforme sia alla norma che ai requisiti previsti dall'organizzazione stessa ed è stato efficacemente attuato e mantenuto aggiornato. Le verifiche ispettive – o audit – devono essere pianificate, eseguite da valutatori interni con opportuni requisiti e dare esito a piani di miglioramento (Tabella 3.3).

Le verifiche ispettive hanno funzione di aiuto per comprendere i punti deboli dell'applicazione del sistema, consentendo da una parte di fornire indicazioni di miglioramento alle funzioni verificate – che dunque dovrebbero essere educate a trarne vantaggio -, dall'altra di darne un quadro completo alla direzione. "Purtroppo si valuta che oggi solo il 20-30% delle raccomandazioni e dei consigli derivanti da audit vengano utilizzati nelle Organizzazioni" [8].

Tabella 3.3 I tre tipi di verifica ispettiva (audit)

Audit di parte prima:
- verifica ispettiva interna in un'azienda.

Audit di parte seconda:
- verifica ispettiva condotta dal cliente presso il fornitore, per valutare l'adeguatezza dei processi produttivi/di erogazione di servizio alle richieste.

Audit di parte terza:
- una società diversa dal fornitore e dal cliente certifica con visita ispettiva l'adeguatezza dei prodotti del fornitore per il cliente.

Per la realizzazione delle verifiche ispettive interne si fa usualmente riferimento alla Linea Guida ISO 19011:2003 (si veda più avanti il paragrafo 3.4.1).

Soddisfazione del cliente

L'attenzione alla soddisfazione del cliente è una delle chiavi di volta della gestione della qualità. Un cliente soddisfatto non si perde e dunque trascurare occasioni per individuare e sfruttare i modi di fidelizzarlo è un errore strategico grave.

La nuova edizione 2008 della norma ISO 9001, in una nota aggiunta, ribadisce tutti i modi per rilevare la soddisfazione del cliente, enfatizzando una prassi che nelle aziende più attente era già consolidata: non si prevede solo di intervistare il cliente con questionari di difficile ritorno e interpretazione a volte soggettiva, ma di ricorrere alla raccolta di dati oggettivi, come la difettosità dei prodotti consegnati, il monitoraggio dei reclami e dell'accesso ai servizi, i dati di mercato, i contatti personali. L'andamento nel tempo dei parametri scelti – sia soggettivi che oggettivi – fornisce ulteriori informazioni su quanto l'organizzazione è gradita al proprio mercato. Occorre una cautela particolare specialmente nella valutazione delle opinioni soggettive dei clienti. È un errore trascurare l'opinione del mercato, come lo è seguirne pedestremente i voleri. Il pensiero del cliente è solo uno dei parametri che entrano nelle decisioni strategiche della direzione, insieme alla missione e ai valori dell'azienda, alla visione strategica del mercato e della posizione dell'azienda stessa sul mercato, a considerazioni sulle sue condizioni socioeconomiche e finanziarie.

Per un'applicazione puntualissima della norma, anche questi strumenti di rilevazione dell'opinione del cliente andrebbero periodicamente riesaminati e adattati al mutare di contesto e situazioni commerciali.

Soddisfazioni effimere in università

Per un'università, una classe di clienti è costituita dagli studenti: i loro desideri e la loro soddisfazione riguardano più spesso obiettivi a breve termine, come un carico di studio non eccessivo, un buon livello di valutazione della loro preparazione e un rapporto facile con i docenti. Sulla base di queste esigenze, compilano le valutazioni sulla didattica richieste dal sistema universitario, al termine di ogni insegnamento. Sul medio-lungo periodo essi stessi si rendono poi conto che alcuni insegnamenti, valutati positivamente al primo impatto per la facilità con cui sono stati gestibili, possono poi aver lasciato lacune immediatamente evidenti nel corso dello stesso percorso formativo o di quello successivo. Per contro, insegnamenti considerati eccessivamente duri o di scarso interesse possono risultare di fondamentale importanza per la loro formazione culturale e professionale. È ovvio che il dato di soddisfazione degli studenti debba essere sottoposto a una valutazione oggettiva che tenga conto del contesto e degli interessi, oltre a essere opportunamente combinato con il feedback dal mondo del lavoro – che del corso di laurea utilizza il prodotto, cioè i laureati – e con la missione che l'università si è prefissa con la costituzione del corso.

Indicatori

Con *indicatore* si intende una grandezza qualitativa o quantitativa dalla cui analisi si possano dedurre informazioni sullo stato di un processo o di un prodotto. Nella definizione di un insieme di indicatori, fondamentale nel progetto di un Sistema Qualità e del relativo controllo, bisogna porre molta attenzione a che siano almeno oggettivi e misurabili (per esempio una quantità, un conteggio, una percentuale), chiaramente definiti, semplici da interpretare e da elaborare, accessibili a chi deve utilizzarne le informazioni.

È facile, durante la progettazione di un sistema di indicatori per la qualità, farsi prendere la mano e abbondare, con il rischio concreto che le grandezze da gestire siano troppe, dispersive o non adeguatamente rappresentative dei processi ai vari livelli di controllo. Robert S. Kaplan e David P. Norton [9] hanno sintetizzato con grande efficacia che "what you measure is what you get" (ciò che misuri è ciò che ottieni). Si deve dunque porre molta attenzione alla definizione dei controlli: devono essere significativi e completi senza essere ridondanti e complessi da gestire. Almeno in una prima approssimazione meglio un indicatore semplicistico, che dia un orientamento anche grossolano, piuttosto che un indicatore troppo raffinato, di difficile calcolo e interpretazione, che al momento opportuno non sia una buona base per la definizione delle opportune azioni di miglioramento. Ci sarà progressivamente il modo di individuare miglioramenti anche per il sistema di misurazione.

Degli indicatori devono fare parte:
- la situazione delle verifiche ispettive interne, che dia misura dell'applicazione delle procedure e del funzionamento corretto dell'organizzazione;
- la misura della soddisfazione del cliente;
    - fatta in modo diretto (questionari);
    - valutata su indici di qualità prodotto – ove possibile concordemente definiti, oppure standard di mercato;
- misure dei parametri dei processi principali, che diano indicazioni sulla tenuta sotto controllo delle attività produttive;

- misure delle caratteristiche dei prodotti o servizi (anche intermedi), per garantire la stabilità della qualità concordata con il cliente o decisa dagli obiettivi di mercato.

Gli indicatori di qualità

Secondo la norma UNI 11097:2003 "Gestione per la qualità – Indicatori e quadri di gestione della qualità – Linee guida generali", con *indicatore di qualità* si intende una "informazione qualitativa e/o quantitativa associata a un fenomeno (oppure a un processo e a un risultato) sotto osservazione, che consente di valutare le modificazioni di quest'ultimo nel tempo, nonché di verificare il conseguimento degli obiettivi prefissati per la qualità, al fine di consentire la corretta assunzione delle decisioni e delle scelte".

Alcuni esempi di indicatori *qualitativi*:
- apprezzamento di un servizio da parte del cliente (gradi di soddisfazione da "molto soddisfatto" a "per nulla soddisfatto");
- misura dell'apprendimento dei concetti trasferiti con una formazione tecnica.

Alcuni esempi di indicatori *quantitativi*:
- numero di reclami per anno;
- difettosità di processo misurata in pezzi difettosi ogni 1000 pezzi prodotti;
- numero di pezzi difettosi ritornati dal cliente o dal mercato.

Alcuni esempi di indicatori di *efficienza*:
- costo dell'ora lavorativa;
- ore/uomo per fase e complessità di progetto.

Alcuni esempi di indicatori di *efficacia*:
- numero di richieste cliente evase in un mese;
- numero di telefonate (call center) con risposta sul totale del giorno.

3.2
ISO 9004: la linea guida per il miglioramento

La ISO 9004:2000 non è una norma di riferimento per la certificazione, ma una linea guida pensata per supportare le organizzazioni già dotate di un Sistema Qualità nel percorso di miglioramento. Lo scopo è in particolare quello di individuare potenzialità per il perfezionamento di efficacia ed efficienza del sistema. Con riferimento ai punti principali della norma ISO 9001, la ISO 9004 fornisce suggerimenti e dettagli per la realizzazione piena dei requisiti.

L'edizione del 2009 modifica il titolo, che diventa "Managing for the sustained success of an organization – a quality management approach". C'è una nuova attenzione al successo aziendale, *sostenuto e mantenibile*, per il quale la linea guida indica alcune attività di importanza chiave, come la pianificazione di lungo periodo per attività e risorse, l'analisi dei rischi potenziali, l'importanza della comunicazione e dell'attenzione alle parti interessate e anche alle fonti legislative. In questo modo si intende adattare meglio le indicazioni di applicazione e miglioramento al contesto sempre più dinamico e incerto in cui le organizzazioni si trovano a operare. La sua lettura è consigliabile non solo a chi si occupa di qualità e Sistema Qualità, ma soprattutto alle alte direzioni, che possono trovarvi spunti e strumenti per guidare l'innovazione e il cambiamento.

Nella nuova edizione sono enfatizzati gli aspetti di gestione del personale, dell'ambiente, dell'etica e dunque resi più stretti ed evidenti i legami con le norme per la sicurezza dei lavoratori, l'ambiente, la responsabilità sociale. È data anche particolare importanza all'aspetto di monitoraggio delle prestazioni dell'organizzazione e della gestione e controllo delle risorse economiche e finanziarie. Il legame tra Sistema Qualità e controllo economico finanziario si sta progressivamente stringendo. Un evento atteso, essendo entrambi strumenti di gestione aziendale con indubitabili obiettivi comuni nella riuscita dell'organizzazione. È evidente che le norme della serie ISO 9000 si stanno progressivamente candidando a diventare strumento unico e globale di gestione aziendale, incamerando, oltre all'interesse primario per la qualità, anche quello per gli aspetti che a oggi sono governati da altri riferimenti normativi.

3.3
Altre norme per i sistemi di gestione

In modo analogo alla definizione di un SGQ, negli anni sono sorte diverse altre norme che ne regolano la realizzazione in funzione di altri scopi specifici. Le principali sono:
- UNI EN ISO 14001:04 per la Certificazione Ambientale;
- Regolamento EMAS per la Certificazione Ambientale;
- OHSAS 18001 per la Certificazione Salute e Sicurezza sul Lavoro;
- SA8000 Certificazione Etica (Responsabilità Sociale).

L'approccio è molto simile per tutte: la costituzione del SGQ parte da una *dichiarazione della direzione*, da cui derivano gli obiettivi e un insieme di documenti normativi interni. Sono previsti indicatori per il monitoraggio del raggiungimento degli obiettivi, momenti di verifica (riesame), controlli interni sulla corretta applicazione delle norme (verifiche interne), la possibilità di ottenere un riconoscimento formale di adeguatezza alla norma da parte di un ente certificatore accreditato.

3.3.1
Ambiente

Il Sistema per la Gestione Ambientale (SGA) ha lo scopo primario di elaborare, mettere in atto, conseguire, riesaminare e mantenere attiva la politica ambientale, in altre parole l'impatto che l'azienda ha sulle risorse naturali. I SGA sono un mezzo per indurre le aziende a un impegno consapevole e continuo per l'adeguamento alle normative in materia di rispetto della natura. Gli standard internazionali per la creazione e il mantenimento di un SGA sono la norma "UNI EN ISO 14001:04 – Sistemi di gestione ambientale, Requisiti e guida per l'uso" e il Regolamento Comunitario "EMAS - (CE) N° 761/2001". Il primo passo per la costituzione di un SGA consiste nell'*analisi ambientale iniziale*, con la quale si identificano le prestazioni ambientali dell'azienda. Segue la definizione di una *politica ambientale*, con la quale la direzione si impegna agli interventi di miglioramento, di prevenzione e anticipazione dei problemi di impatto ambientale, con il coinvolgimento di tutti i ruoli aziendali.

Il SGA tiene sotto controllo gli impatti ambientali dalle prime fasi di attività fino allo smaltimento finale di un prodotto, consentendo un equilibrio tra qualità del prodotto e produzione compatibile con l'ambiente.

L'applicazione di un SGA porta a una più consapevole e migliore conformità alla normativa vigente in materia ambientale; consente un risparmio di risorse per la diminuzione della quantità e del costo di materie prime ed energia e contemporaneamente la diminuzione della quantità e del costo di smaltimento dei rifiuti. Il processo produttivo dunque ne ottiene vantaggi in termini di corretto impiego delle risorse. Sono tutti risultati che possono facilmente essere utilizzati a beneficio dell'immagine dell'organizzazione e per contribuire al miglioramento del rapporto con l'ambiente sociale e con le istituzioni.

3.3.2
Salute e sicurezza sul lavoro

Il principale modello per la gestione preventiva della salute e della sicurezza è la norma OHSAS 18001[6], di cui nel 2007 è stata pubblicata un'evoluzione verso una norma certificabile, con il titolo BS OHSAS 18001:2007. È un approccio strutturato per garantire la sicurezza e la salute di chi lavora in un'organizzazione e di chiunque sia coinvolto nelle sue attività. Il suo scopo è contribuire alla prevenzione degli incidenti sul lavoro e alla riduzione dei costi relativi, assicurando altresì la conformità alle leggi dello stato in materia di sicurezza sull'ambiente di lavoro.

Rispetto ai passi canonici comuni a tutti gli approcci dei sistemi di gestione, la norma OHSAS prevede una parte molto consistente di individuazione e valutazione dei rischi per la salute e la sicurezza dei lavoratori e dei relativi aspetti legali.

I vantaggi sono facilmente intuibili: si riducono gli infortuni attraverso la prevenzione e il controllo dei luoghi di lavoro classificati a rischio, così pure il rischio di incidenti gravi. L'attenzione più focalizzata garantisce il corretto indirizzo e la corretta gestione della normativa di legge in materia. Il personale si sente più tutelato e dunque raggiunge un più alto grado di soddisfazione. Da un punto di vista prettamente industriale, si registra la riduzione delle perdite materiali derivanti da incidenti e interruzioni della produzione. Sicuramente l'adozione della norma OHSAS dimostra un'attenzione particolare dell'azienda ai temi della sicurezza dei lavoratori e dunque ne migliora anche l'immagine sul mercato. Infine, la struttura simile consente di promuovere la gestione integrata con i Sistemi di Gestione Qualità e Ambiente.

---

6 OHSAS, Occupational Health and Safety Assessment Series.

3.3.3
Responsabilità sociale

Secondo il WBCSD[7], la responsabilità sociale d'impresa – *Corporate Social Responsibility* (CSR) – è l'impegno dell'azienda a perseguire uno sviluppo economico sostenibile, nel rispetto delle esigenze dei propri dipendenti e delle loro famiglie, della comunità locale e della società tutta, con l'obiettivo dichiarato di migliorare la qualità della vita.

La norma SA8000 si occupa nello specifico dei requisiti di responsabilità sociale per il rispetto dei diritti umani riconosciuti a livello internazionale e quindi in particolare anche di esclusione del lavoro minorile e del lavoro obbligato, di discriminazione, di tutela della salute e sicurezza, di libera associazione tra i lavoratori e relativo diritto alla contrattazione collettiva, di diritti del lavoro come il rispetto dell'orario di lavoro legale e la corretta retribuzione.

Sviluppo economico sostenibile

"Lo sviluppo sostenibile è una forma di sviluppo (che comprende lo sviluppo economico, delle città, delle comunità eccetera) che non compromette la possibilità delle future generazioni di perdurare nello sviluppo, preservando la qualità e la quantità del patrimonio e delle riserve naturali (che sono esauribili, mentre le risorse sono considerabili come inesauribili). L'obiettivo è di mantenere uno sviluppo economico compatibile con l'equità sociale e gli ecosistemi, operante quindi in regime di equilibrio ambientale."
Wikipedia (www.wikipedia.it)

Una peculiarità della norma SA8000 è la definizione di un codice di condotta per i fornitori e il loro completo coinvolgimento nel suo rispetto e nella sua applicazione. Sono previsti anche dalla stessa norma i rappresentanti SA8000 dei lavoratori regolarmente eletti.

Tra gli indubbi vantaggi, l'integrazione della CSR nelle strategie aziendali conferisce maggior valore all'impresa, consente di migliorare il posizionamento e le relazioni aziendali verso i propri finanziatori e le proprie parti interessate e, come le precedenti, apporta benefici al clima aziendale.

In Europa, da alcuni anni le istituzioni europee si sono impegnate nell'indirizzare le imprese verso l'adozione di politiche socialmente responsabili. Anche in Italia, il ministero del Lavoro e delle Politiche Sociali sta promuovendo dal 2002 il progetto CSR-SC, che riprende e amplia i concetti definiti dalle linee guida dell'Unione Europea.

---

[7] WBCSD, World Business Council for Sustainable Development.

3.4
Norme e linee guida accessorie

L'ISO e l'UNI mettono a disposizione un insieme di linee guida intese a supportare i gestori della qualità in attività specifiche. Ne vedremo brevemente due, particolarmente utili e importanti: la linea guida per le verifiche ispettive ISO 19011 e quella per realizzare benefici economici da un Sistema Qualità, ISO 10014. Altre che meritano almeno di essere citate sono:

- UNI ISO 10005:2007 Sistemi di gestione per la qualità – Linee guida per i piani della qualità;
- UNI ISO 10015:2001 Gestione per la qualità – Linee guida per la formazione;
- UNI ISO/TR 10017:2007 Guida alle tecniche statistiche per la ISO 9001:2000;
- UNI ISO 10019:2005 Linee guida per la selezione di consulenti dei sistemi di gestione per la qualità e per l'uso dei loro servizi;
- UNI 11097:2003 Gestione per la qualità – Indicatori e quadri di gestione della qualità – Linee guida generali;
- UNI 11098:2003 Sistemi di gestione per la qualità – Linee guida per la rilevazione della soddisfazione del cliente e per la misurazione degli indicatori del relativo processo.

3.4.1
La linea guida UNI EN ISO 19011:2003

Le verifiche ispettive interne, per tutte le norme della serie ISO e in generale anche per quelle relative ai sistemi di gestione di altro interesse, sono uno strumento cardine per mantenere l'adeguatezza del funzionamento dell'organizzazione al sistema progettato e per garantire alla struttura un'adeguata preparazione alle valutazioni esterne, siano esse di clienti o di enti certificatori. Lo standard di riferimento per gli audit dei Sistemi Qualità e per gli altri è la UNI EN ISO 19011:2003, che contiene indicazioni non solo per la corretta pianificazione, organizzazione, tenuta e conclusione delle verifiche ispettive, ma anche suggerimenti per i comportamenti più consoni, la preparazione, la valutazione degli auditor. La norma è di utile lettura non solo per chi è tenuto a condurre verifiche ispettive per conto di enti certificatori, ma anche per chi deve tenerne per ruolo interno o per la gestione dei fornitori, e in generale per chi vuole per propria conoscenza approfondire la conoscenza dei sistemi di gestione. È applicabile dunque, come cita la stessa introduzione della norma, "in tutte le organizzazioni che attuano sistemi di gestione per la qualità e/o di gestione ambientale, le organizzazioni che hanno l'esigenza di condurre audit di sistemi di gestione per la qualità e/o di gestione ambientale per ragioni contrattuali e le organizzazioni che operano nella certificazione o nella formazione ed addestramento degli auditor, nella certificazione di sistemi di gestione, nell'accreditamento o nella normazione nel campo della valutazione della conformità".

3.4.2
La linea guida UNI ISO 10014:2007

Lo standard ISO 10014:2007 "Sistemi di gestione per la qualità – Linee guida per realizzare benefici finanziari e economici", traduzione italiana della ISO 10014:2006 "Quality management – Guidelines for realizing financial and economic benefits", è indirizzata alla direzione delle organizzazioni: "fornisce esempi di benefici realizzabili e identifica metodi e strumenti di gestione disponibili per facilitarne il raggiungimento".

La norma prende in considerazione uno a uno i principi di gestione (par. 2.5), ne indica le modalità più efficaci di applicazione e presenta metodi e strumenti di aiuto per il raggiungimento del *successo sostenibile* dell'organizzazione. L'elenco dei vantaggi ottenibili va dalla riduzione dei costi all'accrescimento della competitività, sino al miglioramento delle prestazioni di bilancio o del profitto sul capitale investito, solo per citare alcuni aspetti. Altri benefici si riscontrano nella gestione del personale, più motivato e più responsabilizzato all'efficienza.

Alla base dell'impostazione sta uno schema di autovalutazione dell'attuazione degli otto principi di gestione. L'appendice A della norma contiene due questionari per livelli diversi di autovalutazione: uno semplice per una prima analisi e l'altro più completo. Si realizza così una valutazione su cinque livelli della maturità dell'organizzazione nella loro applicazione, allo scopo di stabilire le priorità di intervento.

Sullo schema classico del PDCA, per ogni principio sono date indicazioni sugli strumenti utilizzabili per pianificare e realizzare il miglioramento. L'appendice B raccoglie un sintetico elenco degli strumenti suggeriti, con una breve descrizione: sono riportate metodologie e tecniche di gestione economica, di produzione, progetto, comunicazione, modelli di eccellenza, gestione del personale, risoluzione dei problemi; insomma un ventaglio ampio di riferimenti che le persone interessate possono approfondire su testi specialistici.

3.5
Certificazione

La *certificazione di qualità* secondo la norma internazionale ISO 9001:2000 sta diventando negli ultimi anni molto frequente in tutti i campi, dalla produzione di beni materiali all'erogazione di servizi. Il marchio di certificazione di qualità per un'azienda contribuisce alla sua immagine sul mercato, volendo sottolinearne l'aderenza a un corretto, efficace ed efficiente sistema di gestione, che conduce naturalmente a garantire un prodotto consono alle aspettative dei clienti, realizzato con adeguati processi e risorse. Ma è davvero sempre così?

Il marchio di certificazione di un'azienda non fornisce automaticamente una garanzia di qualità del prodotto o del servizio offerti; è infatti indice di una gestione aziendale coerente con i principi della qualità; questa, a sua volta, dovrebbe garantire all'origine la qualità di tutti i prodotti dell'organizzazione (materiali e servizi). L'adozione del modello ISO 9000:2000 implica un'analisi critica del modo di operare dell'organizzazione, alla ricerca dei punti deboli e delle inefficienze, creando al tempo stesso i presupposti per un miglioramento e quindi dotando l'azienda di un potenziale vantaggio competitivo.

Spesso il percorso verso la certificazione viene intrapreso per finalità non corrette: lo scopo principale è potersi fregiare del titolo di "Azienda Certificata", riducendo l'applicazione delle norme ISO a semplice strumento di ottenimento del certificato. Si costruisce quindi un'impalcatura di procedure e documenti, un sistema di indicatori fittizio o parziale, una serie di riunioni formali, cercando di aderire esteriormente alle richieste delle norme. È facile immaginare come un approccio di questo genere, lungi dal procurare vantaggi all'azienda, ne appesantisca la gestione, causi un'immediata percezione di inutile burocrazia, costringa di fatto a una doppia gestione: quella di funzionamento e quella "per la certificazione".

L'adozione di un SGQ, oltre a mantenere viva l'attenzione sulle capacità dell'azienda di rispondere alle richieste del cliente, integra i sistemi tradizionali di gestione aziendale, diffondendo all'interno dell'organizzazione la cultura del controllo delle prestazioni (obiettivi, indicatori, monitoraggio, verifiche) e fornendo strumenti normativi interni e strumenti operativi per coinvolgere tutto il personale nel raggiungimento degli obiettivi aziendali, dalla soddisfazione del cliente finale a quella degli *stakeholders* (portatori d'interesse: clienti, azionisti, dipendenti).

In conclusione, è l'adozione del modello che fornisce i vantaggi competitivi alle imprese, non la certificazione di conformità. L'ottenimento della certificazione per il SGQ garantisce solo l'aderenza a un modello di sistema di gestione. È innegabile che contribuisca all'immagine aziendale, dimostrando al mercato globale la coerenza con un modello di gestione aderente a uno standard internazionale di grande diffusione, riconosciuto in 96 paesi al mondo.

Qualche definizione utile

Certificazione:
- si intende l'*atto* mediante il quale un *organismo di certificazione* accreditato a livello nazionale o internazionale dichiara che un determinato prodotto, processo, servizio o sistema aziendale è conforme ad una specifica *norma tecnica*.

Norme tecniche:
- sono elaborate e pubblicate dagli Organismi di Normazione
  - nazionali (UNI; CEI);
  - europei (CEN; CENELEC);
  - mondiali (ISO; IEC);
- la loro applicazione è su base volontaria.

Accreditamento di un organismo di certificazione:
- valutazione dell'organismo da parte di terzi (in Italia da parte del SINCERT, costituito da UNI, CEI e organismi governativi).

3.5.1
Processo di certificazione

Più che un esame, il processo di certificazione deve essere visto come una misura della conformità a una norma di riferimento.

Gli enti coinvolti nella gestione della certificazione sono:
- ISO, definisce le norme e i relativi tempi di adeguamento;
- SINCERT, accredita – cioè verifica i loro requisiti e li riconosce adeguati – i vari organismi di certificazione in base alla norma ISO/IEC 17021:2006;
- organismi di certificazione, certificano – cioè verificano l'adeguatezza rispetto alle norme – i sistemi qualità delle aziende (per esempio, TUV, CSQ-IMQ, Certiquality, ICIM, CERMET, RINA ecc.).

La qualità di un prodotto/servizio è il risultato di due fattori: il prodotto stesso, con le sue caratteristiche in grado di soddisfare le richieste del cliente, e l'organizzazione che lo produce, garantendone l'adeguatezza ai requisiti cliente (cioè la qualità). La *certificazione di prodotto* garantisce l'adeguatezza del singolo prodotto (ogni nuovo prodotto dovrà essere certificato). Se si sceglie invece la certificazione dell'azienda che lo produce, si può attestare la capacità della sua organizzazione di garantire la qualità di tutti suoi prodotti. Inoltre la qualità di un singolo prodotto è tenuta sotto controllo dai collaudi, difficili su prodotti complessi e non applicabili all'erogazione di servizi, mentre con la certificazione del Sistema Qualità di un'organizzazione si accerta la qualità del processo produttivo nella sua globalità e di conseguenza dei suoi output.

Un'azienda può decidere quale norma ritenere come riferimento, quali servizi, settori, prodotti dell'azienda sottoporre a gestione tramite SGQ e poi presentare per la certificazione. L'insieme così definito viene chiamato "campo" o "dominio" della certificazione. La norma consente anche l'esclusione di alcuni paragrafi e dunque obblighi, purché l'esclusione sia correttamente motivata. Se per esempio l'azienda non esegue progettazione dei prodotti, potrà essere escluso il cap. 7.3 delle norme. Quando attività di processi primari (quindi direttamente collegati o collegabili al cliente) sono svolti all'esterno dell'azienda, da un fornitore in *outsourcing*, l'organizzazione dovrà dimostrare che i processi relativi sono sotto il suo controllo: potrà aver richiesto al fornitore di adeguarsi a indicazioni specifiche o addirittura al proprio sistema di gestione per la qualità.

Le tappe del processo di certificazione sono molto simili sia per le diverse norme che per i diversi enti di certificazione:
- l'organizzazione da certificare inizia l'allestimento del *sistema* secondo la norma prescelta;
- l'organizzazione sceglie un *ente certificatore* tra quelli accreditati (dal SINCERT per le norme di Qualità);
- l'organizzazione invia *domanda* scritta all'ente certificatore in cui viene formalizzata la volontà di iniziare l'iter di certificazione;
- viene stipulato un *contratto* che, oltre a definire la parte economica, impegna l'organizzazione ad accettare il regolamento di certificazione dell'ente prescelto;

- l'ente certificatore effettua una prima verifica (*pre-audit,* facoltativo) sul sistema del richiedente, allo scopo di valutare se è conforme allo scopo della certificazione e alle condizioni di applicabilità;
- durante la *visita ispettiva di stage 1,* gli ispettori dell'ente di certificazione effettuano la verifica della documentazione del sistema di gestione (in particolare del manuale della qualità) e dell'attuazione del sistema secondo i requisiti più importanti;
- segue l'*audit di stage 2,* nel quale i valutatori dell'ente di certificazione valutano "sul campo" l'applicazione del sistema implementato dall'organizzazione, se possibile la chiusura delle eventuali non conformità emerse nello stage 1 e ne definiscono le eventuali non conformità;
- il rapporto stilato dagli ispettori viene portato all'attenzione di un apposito *Comitato direttivo dell'ente certificatore,* che ha l'autorità di decidere se rilasciare la certificazione di conformità;
- se il Comitato direttivo dell'ente certificatore valuta positivamente il rapporto degli ispettori, emetterà il *certificato di conformità alla norma* prescelta.

La certificazione dura tre anni: in questo periodo l'organizzazione è sottoposta dall'ente certificatore a due visite di sorveglianza, nelle quali sono verificate a campione le attività all'interno del campo di certificazione. Allo scadere del certificato, sarà facoltà dell'organizzazione decidere per un rinnovo, per l'eventuale cambio delle norme di riferimento o del campo di applicazione e per la conferma o la sostituzione dell'ente certificatore.

La Figura 3.8 mostra dati raccolti dal SINCERT, che riguardano le certificazioni

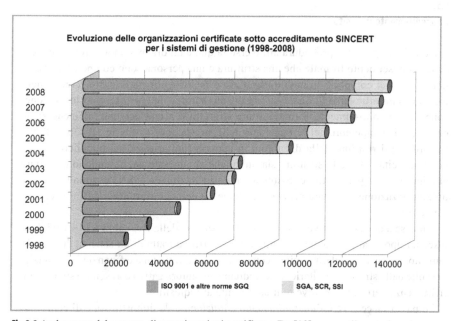

Fig.3.8 Andamento del numero di organizzazioni certificate. Da [10] per gentile autorizzazione

secondo norme nel suo specifico campo di competenza. L'incremento registrato dalle certificazioni secondo le norme della famiglia ISO 9000 è stato continuo dal 1994, anno della seconda edizione, ma ha conosciuto un'impennata – temporaneamente frenata soltanto dall'avversa contingenza internazionale successiva al settembre 2001 – con la nuova edizione del 2000, che cambiando impostazione ha agevolato l'applicazione ad aziende di tutti i settori e ai fornitori di servizi. Anche l'incremento recente delle certificazioni ambientali (nel grafico sono escluse le certificazioni EMAS) è indicativo di una significativa evoluzione positiva, mentre stenta ancora a decollare la certificazione per la salute e sicurezza; sono ancora meno le aziende che hanno scelto la certificazione etica per la responsabilità sociale.

3.5.2
Certificazione integrata

Si parla di *certificazione integrata* quando si porta in verifica un sistema di gestione orientato al controllo di due o più aspetti tra qualità, ambiente, sicurezza e responsabilità sociale. L'approccio integrato si traduce in un'ottimizzazione dei processi di certificazione, con benefici evidenti in termini di efficacia dei processi di verifica, riduzione di tempi e costi, semplificazione della gestione della documentazione, dato che non è necessario preparare un set completo di documenti per ogni standard.

3.5.3
L'accreditamento in Sanità

L'accreditamento è la "procedura attraverso la quale un organismo autorevole concede il riconoscimento formale che una struttura o una persona sono competenti ad eseguire specifici compiti". In ambito sanitario è facile sentir parlare di accreditamento, procedura attraverso la quale un organismo autorevole (per esempio la Regione) concede il riconoscimento formale a una struttura o a una persona, affinché siano considerati competenti nell'erogazione delle prestazioni sanitarie. Il Dlg 502/92, riguardante il riordino della disciplina in materia sanitaria sia nel pubblico che nel privato, recita: "Tutte le strutture sia pubbliche che private che intendono esercitare attività sanitarie per conto del Sistema Sanitario Nazionale (SSN) devono possedere un'autorizzazione rilasciata previo accertamento della conformità a definiti requisiti minimi".

In base a queste direttive, il decreto del Presidente della Repubblica 14/01/97 definisce un tipo di accreditamento, detto *autorizzativo*: si tratta di un sistema di accreditamento basato su standard minimi, con cui il SSN convenziona e finanzia le prestazioni svolte dalle strutture sanitarie. L'accreditamento autorizzativo è avvenuto su basi storiche, senza verifiche ispettive o di conformità ai requisiti.

Il passo successivo è l'*accreditamento istituzionale*: la dimostrazione di conformità ai requisiti per l'esercizio delle attività sanitarie previsti dal Dlg 229/99, non solo di minima, ma di livello più elevato. In questo caso l'accreditamento viene concesso in seguito a una valutazione delle prestazioni dell'ente o struttura che ne fa richiesta. Entrambi questi accreditamenti, al contrario delle certificazioni che abbiamo visto per i sistemi di gestione, non prevedono verifiche sull'organizzazione.

Esiste un terzo tipo di accreditamento, detto *accreditamento di eccellenza*: si tratta di un processo di valutazione a prevalente contenuto professionale, svolto su base volontaria e orientato al miglioramento continuo della qualità. È di solito basato sul modello individuato dalla *Joint Commission on Accreditation of Health Care Organizations* (JCAHO), USA. La valutazione della struttura, in questo caso molto simile a una verifica per certificazione, è affidata dal SSN a "specifiche società scientifiche di settore". L'accreditamento all'eccellenza agevola la crescita di una cultura di miglioramento continuo, in ambito sia professionale sia organizzativo, consentendo di mantenere un proficuo confronto con strutture analoghe, anche di altri Paesi e – se opportunamente gestito – di incentivare il personale. Questo tipo di accreditamento rappresenta un passo preliminare per strutturare gli aspetti tecnici e organizzativi nella direzione di un Sistema Qualità conforme al modello ISO 9000.

Strumenti per la qualità

4

A. Lanati

Il TQM – Total Quality Management – visto nelle sue linee e nei suoi principi generali nel Capitolo 2, prevede l'uso di tecniche statistiche di gestione dei processi produttivi e dei processi organizzativi. Le tecniche introdotte da W.E. Deming sono di semplice comprensione e utilizzo, per poter essere impiegate dal personale a tutti i livelli, dagli operatori per scopi tecnici ai responsabili e ai dirigenti a livello strategico.

Esistono poi altri strumenti che integrano il quadro del TQM, utilizzati in qualità nella risoluzione di problemi e a supporto dei piani di miglioramento continuo, che verranno illustrati nella seconda parte di questo capitolo. Nell'uno e nell'altro caso la trattazione che segue non ha la pretesa di addentrarsi nei temi rigorosi e complessi della statistica, quanto piuttosto di fornire poche, semplici indicazioni per mettere chiunque in grado di utilizzare metodi e strumenti in modo facile ed efficace.

Management in ricerca

L'*European Molecular Biology Organization* (EMBO) "promuove l'eccellenza nelle *Molecular Life Sciences*" e include nei suoi programmi anche la formazione manageriale: "Guidare un gruppo di ricerca nelle scienze per la vita richiede competenze manageriali: dai responsabili di un gruppo ci si aspetta che siano in grado di assumere, gestire e addestrare le risorse, coordinare e individuare i temi del laboratorio, acquisire e gestire in modo appropriato i finanziamenti e possibilmente svolgere anche attività di docenza. I giovani responsabili di gruppi di ricerca spesso non sono adeguatamente preparati a questi compiti impegnativi durante la loro formazione come scienziati, sebbene il loro successo e la continuazione della loro carriera dipenda non solo dal talento scientifico, ma anche dalle capacità individuali nel gestire un team di ricerca".

EMBO Laboratory Management, www.embo.org

Prima di affrontare una breve descrizione degli strumenti di qualità, vediamo quanto e perché sono importanti i dati di processo e la loro elaborazione.

4.1
Dati di processo

I dati per il monitoraggio di processo sono misure delle grandezze tipiche del processo – di qualsiasi natura – e del prodotto o servizio. La loro rilevazione continua ed elaborazione statistica servono a valutare se il processo (definito dai valori di riferimento dei parametri caratteristici) si svolge in modo corretto. Data l'importanza del loro utilizzo, devono essere trattati con adeguate attenzioni. *Trattare* un dato significa raccoglierlo, elaborarlo, renderlo disponibile per prendere decisioni. La raccolta e la successiva elaborazione devono essere effettuate con strumenti affidabili: validati a garanzia della correttezza, calibrati a garanzia della precisione e mantenuti a garanzia dell'affidabilità della raccolta dati nel tempo. La raccolta dei dati può interessare tutti gli elementi del processo o del prodotto, oppure essere limitata a un campione definito in base ai criteri di controllo scelti.

Il primo passo dell'elaborazione consiste nel confronto con i valori obiettivo, che sono stati fissati in fase di disegno/concezione del processo e del prodotto. Successivamente i dati raccolti devono subire un'analisi statistica, con gli strumenti del TQM e del problem solving, per estrarne tutte le informazioni necessarie alla comprensione dell'andamento del processo, alla sua gestione e al suo controllo. Gli strumenti forniti nel seguito del capitolo possono aiutare in modo semplificato chi non ha competenze di statistica, supportando nell'estrazione delle informazioni basilari dai dati raccolti.

Se lo dice Sherlock Holmes...
"È un grosso errore teorizzare prima di avere dei dati: spesso si alterano i fatti per adattarli alla teoria, anziché adattare la teoria ai fatti".

Arthur Conan Doyle

4.2
I 7 strumenti del TQM

Le tecniche del TQM diventano lo strumento fondamentale per il *piccolo scienziato* [11], cioè per ogni operatore che nell'organizzazione applichi l'approccio scientifico alla risoluzione dei problemi o il principio n. 7 del TQM-ISO 9000, il concetto delle "decisioni basate sui dati". Secondo l'approccio classico, si tratta di sette strumenti,

più il già visto metodo PDCA (Capitolo 2):
- il foglio raccolta dati;
- l'istogramma;
- il diagramma causa-effetto;
- il diagramma di Pareto;
- l'analisi per stratificazione;
- l'analisi di correlazione;
- la carta di controllo.

4.2.1
Foglio raccolta dati

Serve ad acquisire una collezione organizzata dei dati da sottoporre a elaborazione. Per ottenere un risultato idoneo alle successive elaborazioni ed estrazioni di informazioni, è necessario stabilire quali variabili misurare e dove procedere con la raccolta, avere chiaro il tipo di elaborazione successiva per non rischiare di perdere informazioni necessarie. Le persone che svolgono il lavoro devono saper utilizzare gli strumenti di misura, conoscere gli intervalli di tempo in cui intervenire, essere dotati di ogni mezzo, addestramento e informazioni necessari. La modulistica non deve lasciar spazio a dubbi o incertezze, né sulla compilazione né tanto meno sulla sua interpretazione. Un buon modulo di raccolta dati deve prevedere un'area di anagrafica, contenere cioè le informazioni generali sulle condizioni di registrazione, una parte strettamente di registrazione dei dati ed eventualmente un'area di sintesi o pre-elaborazione dei risultati raccolti (ad esempio medie, conteggi parziali).

Proprio per questa caratteristica di essere legato al tipo di processo, al tipo di raccolta, allo scopo della raccolta, alle peculiarità del processo, il foglio raccolta dati esiste in diversi standard. Se ne possono distinguere almeno cinque tipi:
- *raccolta per dati numerabili*: sono raccolti per tipo, in un intervallo di tempo definito;
- *raccolta per dati misurabili*: i dati sono rappresentati per distribuzione delle frequenze;
- *raccolta dati per posizione o concentrazione*: si rappresenta con un disegno il prodotto che è oggetto di indagine, in modo che sia possibile registrare i difetti fisici del prodotto nell'effettiva posizione e quindi evidenziare eventuali fenomeni di concentrazione;
- *foglio di sintesi*: eventuale unione in un unico documento di due raccolte separate per migliore lettura;
- *lista di controllo* (*check list*): promemoria per controllare determinate caratteristiche, per verificare l'avvenuta esecuzione di operazioni o registrare avvenimenti codificati.

La Figura 4.1 mostra un esempio di foglio per la raccolta di dati numerabili, parzialmente compilato. La parte anagrafica raccoglie tutte le informazioni che delimitano il processo di raccolta; la tabella è strutturata in modo da registrare diversi prelievi a campione, ciascuno composto di 4 osservazioni, e una parte di pre-elaborazione, in cui sono già calcolate e presentate delle semplici sintesi.

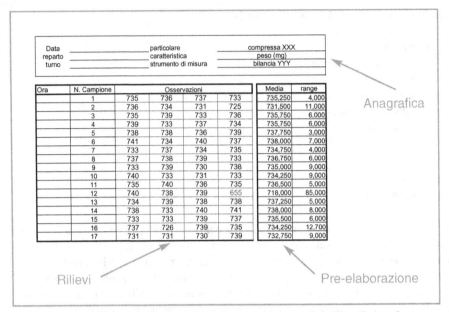

Data _____		particolare _____				compressa XXX	
reparto _____		caratteristica _____				peso (mg)	
turno _____		strumento di misura _____				bilancia YYY	

Anagrafica

Ora	N. Campione	Osservazioni				Media	range
	1	735	736	737	733	735,250	4,000
	2	736	734	731	725	731,500	11,000
	3	735	739	733	736	735,750	6,000
	4	739	733	737	734	735,750	6,000
	5	738	738	736	739	737,750	3,000
	6	741	734	740	737	738,000	7,000
	7	733	737	734	735	734,750	4,000
	8	737	738	739	733	736,750	6,000
	9	733	739	730	738	735,000	9,000
	10	740	733	731	733	734,250	9,000
	11	735	740	736	735	736,500	5,000
	12	740	738	739	655	718,000	85,000
	13	734	739	738	738	737,250	5,000
	14	738	733	740	741	738,000	8,000
	15	733	733	739	737	735,500	6,000
	16	737	726	739	735	734,250	12,700
	17	731	731	730	739	732,750	9,000

Rilievi   Pre-elaborazione

Fig. 4.1 Foglio raccolta dati per rilievi ponderali di compresse in una linea di produzione farmaceutica

La Figura 4.2 mostra come esempio di check list una tabella di supporto all'avvistamento di animali: la lista è già predisposta con le osservazioni possibili e all'operatore non resta che spuntare la riga (eventualmente inserire il numero di animali) e indicare ora e luogo dell'avvistamento.

Perché la raccolta sia efficace e fornisca una solida base per le elaborazioni successive, bisogna tenerne sotto controllo gli aspetti critici. La *parzialità* è il rischio che vengano a mancare i dati di una parte del processo: la progettazione della raccolta dei dati e del foglio relativo dovrà essere fatta in modo da evitare "buchi" di fasi di processo o aspetti salienti. L'influenza della raccolta sull'evoluzione del processo, cioè l'*invasività* dell'operazione di prelievo, deve essere tenuta in conto per l'estrazione di dati significativi nelle successive elaborazione e interpretazione. L'*inosservanza delle procedure* di raccolta da parte degli operatori è un rischio realistico da tenere sotto controllo in modo preventivo con un opportuno addestramento e con sensibilizzazione e verifiche durante l'operazione. Altro aspetto da mantenere sotto stretta osservazione nella progettazione della raccolta, ma anche criticamente durante il suo svolgimento, è la *confidenza*, cioè il grado di rappresentatività numerica del campione. Infine, va posta attenzione alla *percezione*, all'interpretazione in modo non oggettivo dei dati che può essere fatta dalla persona che procede alla raccolta (evitabile o controllabile di nuovo con opportuno addestramento e sensibilizzazione degli operatori) e all'*adeguamento*: ai criteri in base ai quali i dati mancanti possono essere estrapolati a partire dai dati esistenti.

CHECK-LIST Avvistamento specie ornitologiche

Intervallo di osservazione	da:	a:
Osservatore		
Zona di avvistamento		

	gg	mm	aa	h	PRIMA OSSERVAZIONE Localit	Comune
FENICOTTERIFORMI						
FENICOTTERIDI						
Fenicottero						
Fenicottero minore						
GALLIFORMI						
TETRAONIDI						
Francolino di monte						
Pernice bianca nordica*						
Pernice bianca di Scozia*						
Pernice bianca						
Fagiano di monte						
Fagiano di monte del Caucaso						
Gallo cedrone						
FASIANIDI						
Colino della California						
Colino della Virginia						
Gallo delle nevi del Caucaso						
Gallo delle nevi del Caspio						
Pernice chukar						
Coturnice						
Pernice rossa						
Pernice sarda						
Pernice golagrigia						
Pernice di Hey						
Francolino nero						
Francolino dal doppio sperone						
Starna						
Quaglia						
Fagiano di Reeves						
Fagiano						
Fagiano dorato						
Fagiano di Lady Amherst						
NUMIDIDI						
Gallina di Numidia						
RAPACI DIURNI						
FALCONIDI						
Grillaio						
Gheppio americano						
Falco cuculo						
Falco cuculo orientale						
Smeriglio						
Lodolaio						
Falco della regina						
Falco fuligginoso						
Lanario						
Falco sacro						
Girfalco						
Falco pellegrino						
Falco di Barberia						

Fig. 4.2 Check list per l'avvistamento di specie ornitologiche

4.2.2
Istogramma

L'istogramma è un grafico a barre dalla forma di canne d'organo, che rappresenta il modo in cui i valori reali di una variabile si distribuiscono in intervalli attorno a un valore nominale. I dati raccolti vengono suddivisi in classi di valori: il numero di elementi compresi in ogni classe è detto frequenza. Il grafico viene costruito con barre che hanno la base sull'asse delle ascisse (a volte di dimensione pari alla larghezza della classe) e l'altezza pari alla frequenza dei dati della classe. Per caratterizzare l'insieme dei dati si usa anche il parametro dispersione, cioè la dimensione dell'intervallo tra il valore massimo e il valore minimo delle classi utilizzate. L'istogramma consente di verificare la distribuzione dei valori e la rispondenza ai limiti prefissati per la grandezza in osservazione. Nella Figura 4.3 è mostrato un esempio di istogramma molto semplice con l'evidenziazione dei parametri che lo caratterizzano.

La costruzione dell'istogramma fornisce importanti indicazioni: il valore centrale indica il valore a cui tende il processo, la dispersione indica la variabilità – anche in relazione alla sua tolleranza – e la forma della distribuzione dà informazioni sulle caratteristiche del processo (Fig. 4.4):

a) distribuzione a campana (gaussiana): rappresenta il modello normale di una distribuzione soggetta a variabilità naturale;

b) distribuzione a pettine: indica un errore nell'acquisizione dei dati (errore di misura oppure di calcolo);

c) distribuzione distorta: indica un processo non centrato;

d) distribuzione tronca: processo che utilizza prodotto selezionato, quindi il "lato mancante" evidenzia la rimozione di campioni;

e) distribuzione con picco isolato: normalmente indice di un secondo processo cumulato al processo principale;

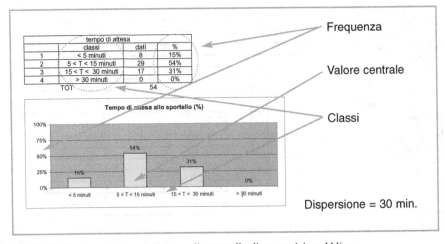

Fig. 4.3 Distribuzione dei tempi di attesa allo sportello di un servizio pubblico

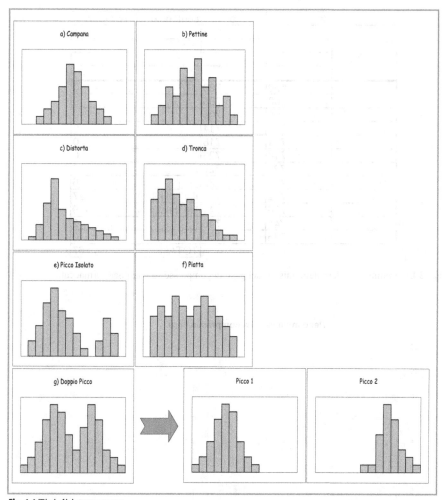

Fig. 4.4 Tipi di istogramma

f) distribuzione piatta: indica che i dati provengono da molti processi e quindi devono essere stratificati;

g) distribuzione a doppio picco: a seconda del processo da cui è estratta, può indicare la sovrapposizione all'interno di un processo di due processi distinti, che quindi devono essere separati tramite stratificazione (si veda il paragrafo 4.2.5) oppure può essere un comportamento standard del processo e dare informazioni solo per la posizione dei picchi e la loro ampiezza.

La Figura 4.5 mostra un istogramma semplice in tabella, che può essere già inserito come pre-elaborazione nel foglio raccolta dati. Nella Figura 4.6 invece è mostrata l'elaborazione grafica degli stessi dati.

	da	a	conteggio	Frequenza
		655	|	1
< 700				
	696	700		0
	700	705		0
	705	709		0
LSL	709	714		0
	714	718		0
	718	723		0
	723	727	||	2
	727	732	|||| |	6
	732	736	||||| ||||| ||||| |||	27
	736	741	||||| ||||| ||||| |||	29
	741	746	||	2
	746	750		0
			TOTALE	67

Fig. 4.5 Istogramma tabellare delle misure del peso di compresse su una linea farmaceutica

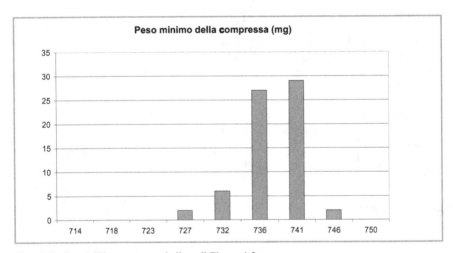

Fig. 4.6 Grafico dell'istogramma tabellare di Figura 4.5

4.2.3
Diagramma di Ishikawa

Il diagramma di Ishikawa (dal nome dello studioso che l'ha concepito), detto anche diagramma causa-effetto o diagramma a lisca di pesce, è più frequentemente utilizzato per elencare le cause possibili di un problema in un processo qualsiasi e organizzarle in catene causali, oppure nelle analisi qualitative per determinare le caratteristiche dei prodotti e servizi in funzione dell'effetto finale che si vuole ottenere. Ha un particolare, intenso uso nei processi di risoluzione dei problemi, dove può essere impiegato nella fase diagnostica di supporto alla ricerca delle cause, nella fase decisionale per evidenziare le possibili azioni per la sua risoluzione, nella fase di pianificazione per individuare i rischi potenziali durante la realizzazione di una soluzione.

Per il corretto utilizzo di questo strumento si deve partire con la definizione chiara dell'effetto in analisi, che è inserito in un rettangolo collegato a una linea chiamata causale; da questa linea partono i rami primari, ciascuno dei quali costituisce una classe di potenziali cause primarie. Si individuano successivamente le cause secondarie che influenzano le cause primarie, mantenendo la relazione con le cause primarie e la suddivisione in classi, e dunque la ripartizione dai rami primari in rami secondari. Analogamente, si possono individuare cause terziarie che influenzano, a loro volta, le cause secondarie. Lo schema finale assomiglia a una lisca di pesce (Fig. 4.7).

Le categorie o classi di cause primarie possono essere definite in funzione del tipo di problema in analisi oppure essere in genere ricondotte a 4 tipi standard (in inglese 4 "M"):
- risorse umane (*Manpower*);
- materiali (*Materials*);
- metodi (*Methods*);
- mezzi, strumenti (*Machines*)
alle quali si può aggiungerne una quinta per l'ambiente, *Milieu* (codificata da studiosi francesi). Utile, ma meno frequente, è la categoria *Input*.

Il risultato della prima analisi viene poi "ridotto" tramite la valutazione di ciascuna causa per determinare se sia applicabile e se sia realisticamente correlata all'effetto. Si possono utilizzare metodi logici, sperimentazioni, raccolte dati e analisi di correlazione, *brainstorming*... fino a individuare la causa origine. Un esempio di metodo logico è costituito da filtri di selezione come le domande:
- "se la causa X fosse vera, che cos'altro dovrebbe essere vero?";
- "se la causa X fosse l'unica vera, che cosa dovrebbe NON essere vero?".

La Figura 4.8 mostra un esempio di diagramma di Ishikawa applicato al fallimento di un esperimento di laboratorio.

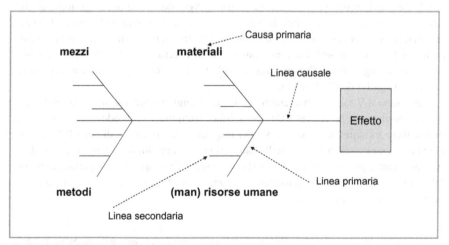

Fig. 4.7 Schema del diagramma di Ishikawa

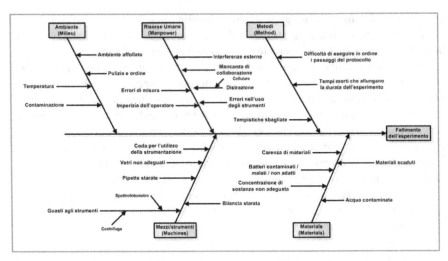

Fig. 4.8 Esempio: Ishikawa del fallimento di un esperimento di laboratorio

4.2.4
Diagramma di Pareto

Il diagramma di Pareto[1] è utilizzato per individuare i fattori che influiscono sul risultato – che sia il processo o il prodotto – in modo significativo. È uno strumento largamente utilizzato in tutte le fasi del problem solving. Si tratta di un istogramma in cui le categorie sono ordinate da quella a frequenza maggiore a quella a frequenza minore.

Il principio di Pareto, o "principio del 20-80%", ha una validità universale e dichiara che, in un insieme di variabili, un numero minoritario contribuisce alla maggioranza dell'effetto complessivo. A partire da una raccolta dati e dall'istogramma relativo, si ordinano le categorie da quella a frequenza maggiore alla minore, riportando i valori sull'asse delle ordinate principale (a sinistra). Nel lato destro del diagramma si utilizza un secondo asse con valori da 0 a 100%; si traccia infine una linea con la sommatoria, in corrispondenza di ogni categoria, della frequenza cumulata. Nella maggior parte dei fenomeni descritti con un diagramma di Pareto, il 20% circa delle variabili causa l'80% degli effetti. Dunque, agendo sul 20% delle cause, si ottiene di diminuire i risultati negativi dell'80% circa.

La Figura 4.9 mostra un esempio tratto dalle analisi degli scarti in uscita da una linea di produzione farmaceutica, in cui i difetti riscontrati sul prodotto in uscita sono da ascrivere a cinque principali cause. Per migliorare la difettosità di circa l'80%, ci si dovrà concentrare sul 20% circa delle cause di difetto individuate, quindi le prime due. Analogamente, per migliorare dell'80% la riuscita dell'esperimento particolarmente fallimentare il cui Pareto è mostrato nella Figura 4.10, basterà trovare soluzione ai primi due problemi per importanza.

---

[1] Vilfredo Pareto, economista italiano di inizio XX secolo, provò che l'80% delle ricchezze mondiali è nelle mani del 20% della popolazione.

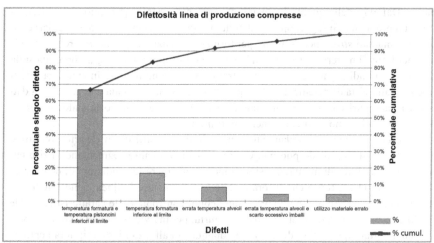

Fig. 4.9 Pareto della difettosità di una linea (esempio)

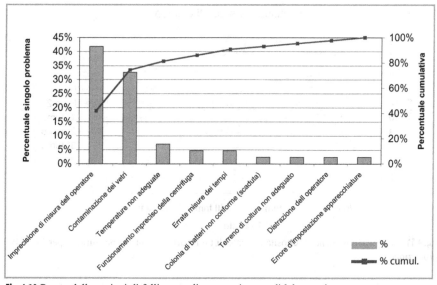

Fig. 4.10 Pareto delle ragioni di fallimento di un esperimento di laboratorio

4.2.5
Analisi per stratificazione

L'analisi per stratificazione consiste nel suddividere i dati raccolti in gruppi omogenei o strati, per far emergere fenomeni che interessano solo sottoinsiemi e la cui presenza si perde considerando l'intera popolazione. È utile in particolare nell'individuazione di fattori che incidono, non incidono o incidono in maniera differente sul fenomeno in analisi. Dai *guru* della qualità è consigliata come primissimo approccio ai dati descrittivi di un problema. Si raggruppano i dati in insiemi omogenei secondo particolari condizioni, chiamati *strati*: per esempio, per turno di produzione, per operatore, per fornitore, per lotto di materiale. Conducendo sui singoli gruppi l'analisi già impostata sulla globalità – quindi separando i dati per strato – si possono mettere in evidenza effetti nascosti dalla vista d'insieme. L'analisi per stratificazione necessita di una raccolta dati in cui i parametri da prendere in considerazione, che consentono la suddivisione in strati omogenei, siano stati chiaramente definiti a priori.

Un esempio tipico è l'andamento temporale degli scarti di un reparto produttivo (Fig. 4.11). Il dato globale può non essere indicativo, mentre segmentando i risultati per turno o per linea di montaggio si possono far emergere le condizioni di debolezza. Si può notare che il turno che lavora meglio è il 3°, mentre la linea meno difettosa è la 2. L'analisi a questo punto può proseguire con il confronto delle caratteristiche delle due linee o delle condizioni di lavoro dei tre turni, per individuare quali differenze producono risultati qualitativi differenti e, dunque, quali azioni di miglioramento si potrebbero intraprendere per migliorare il dato globale di difettosità del reparto.

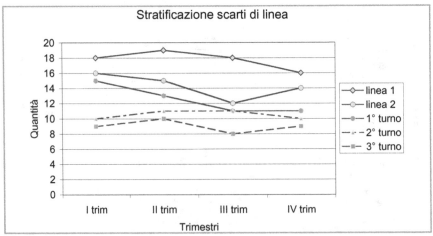

Fig. 4.11 Stratificazione della difettosità annuale di un reparto produttivo per turno e per linea di produzione

Sperimentazione di farmaci e stratificazione

La sperimentazione di un farmaco può essere un esempio di analisi per stratificazione. Si sceglie una popolazione che abbia componenti in numero statisticamente significativo a rappresentare le principali classi di individui che si vogliono tenere sotto controllo: diverse fasce di età, i due sessi, condizioni fisiologiche (ad esempio gravidanza, allattamento, infanzia) o patologie (ad esempio ridotta funzione renale o emodialisi). La stratificazione consente di evidenziare condizioni che possono permettere ai farmaci di causare effetti che, in altre circostanze, potrebbero essere rari o assenti. La somministrazione alla popolazione intera darà indicazioni sull'efficacia del farmaco e sugli effetti collaterali. L'individuazione di sottoclassi omogenee della popolazione su cui si svolge la sperimentazione (per esempio: uomini normopeso e soprappeso, individui ipotesi e ipertesi) mette in rilievo l'incidenza maggiore di alcuni effetti collaterali in certe classi piuttosto che in altre. In questo modo si potranno suggerire cautele particolari, in funzione delle caratteristiche dell'individuo, che con l'analisi della popolazione globale non sarebbero risultate necessarie.

Con la formazione di una società sempre più multietnica e la globalizzazione dei mercati anche farmaceutici, diventa di importanza fondamentale lo studio degli effetti dei farmaci su individui appartenenti a razze diverse, nelle quali lo sviluppo del metabolismo è significativamente differente, tanto da influenzare l'effetto primario e gli effetti collaterali di alcune molecole. Un esempio di risultato di un'analisi per stratificazione sulle etnie è la messa in commercio negli Stati Uniti di un farmaco per lo scompenso cardiaco specifico per la popolazione di colore (BiDil), pur tra polemiche e accuse di razzismo scientifico. La prima commercializzazione fu negata dall'FDA per gli scarsi effetti medi sulla popolazione.

4.2.6
Analisi di correlazione

È uno strumento per determinare se e quanto due grandezze siano legate tra loro. Viene utilizzato per validare ipotesi di interdipendenza tra le due; un esempio di impiego è l'approfondimento dell'analisi di Ishikawa, per verificare il legame ipotizzato tra una causa possibile e l'effetto (problema). È necessario definire con chiarezza le variabili e utilizzare un foglio raccolta dati, in condizioni omogenee. Il diagramma viene costruito nel piano cartesiano riportando sull'asse X i valori di una variabile e sull'asse Y i valori corrispondenti di una seconda variabile. Si valuta graficamente o analiticamente quanto le coppie (X, Y) si dispongano nel piano cartesiano secondo una qualche legge lineare, esponenziale o più complessa (Fig. 4.12):

a) *correlazione positiva*: a un aumento di X corrisponde un aumento di Y; se, quindi X è sotto controllo, lo è anche Y;

b) *correlazione negativa*: a un aumento di X corrisponde una diminuzione di Y; quindi se X è sotto controllo, lo è anche Y;

c) *nessuna correlazione*: le variabili X e Y sono del tutto indipendenti;

d) *correlazione complessa*: si vede una certa influenza tra le variabili, ma non è chiara la relazione; in questo caso può essere necessario stratificare i dati.

Analisi di correlazione più rigorose possono essere fatte con l'uso di strumenti statistici (analisi numerica) e il calcolo dell'indice di correlazione.

L'esempio di Figura 4.13 mostra la correlazione (a sinistra negativa, a destra positiva) tra la votazione all'esame di stato e la riuscita universitaria – come media delle votazioni degli esami – di alcuni studenti. Mentre nel caso di sinistra i punti si dispon-

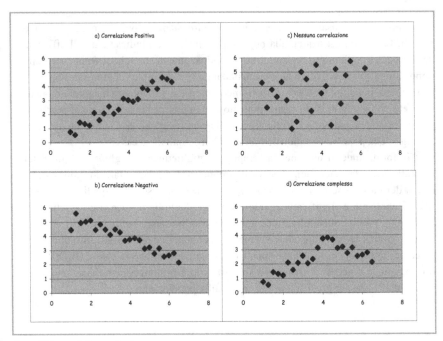

Fig. 4.12 Esempi di correlazione

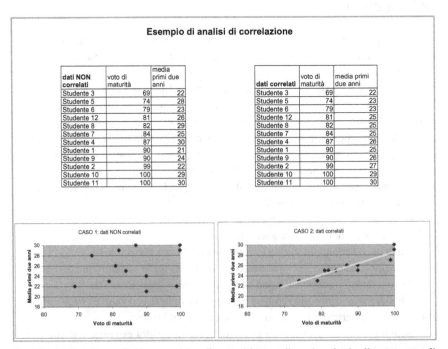

Fig. 4.13 Analisi di correlazione tra voto di maturità e media universitaria di un gruppo di studenti

gono casualmente nel piano, indicando una correlazione nulla, nel caso di destra i punti si allineano serrati attorno a una linea di tendenza, indicando che il comportamento degli studenti nel corso universitario in esame è prevedibile dalla votazione di maturità ottenuta.

4.2.7
Carta di controllo

La carta di controllo è stata sviluppata da W.A. Shewhart nel 1924 per i laboratori della Bell Telephone. È concepita per monitorare la variabilità di un processo nel tempo, allo scopo di capire se sia in *stato di controllo* e di indirizzare opportunamente gli interventi correttivi per le cause comuni (o casuali) di variabilità – dovute alla struttura del sistema e non eliminabili senza modifiche sostanziali al sistema – e per le cause speciali di variabilità – dovute a "incidenti" e individuabili con analisi delle derive dei parametri del processo. Il tema del controllo del processo è sviluppato più in dettaglio nel Capitolo 5. Qui vediamo i principali tipi di carta di controllo utilizzabili in funzione del tipo di processo.

Esistono due classi di carte di controllo:
- *carta per variabili*: è utilizzata quando si tiene sotto controllo una caratteristica misurabile, come una dimensione, un peso, una concentrazione;
- *carta per attributi*: utilizzata quando la caratteristica deve essere classificata come *conforme* o *non conforme*; il giudizio deve essere sostanzialmente qualitativo.

La carta Xmedio-R, o più semplicemente, anche se meno rigorosamente, "carta XR", si usa per analizzare i parametri del processo o le caratteristiche del prodotto. Dopo la definizione della caratteristica da misurare (una per carta di controllo) e degli strumenti che si devono utilizzare, l'impiego di questa carta prevede prelievi di campioni a tempi prefissati, ciascuno formato da un numero definito di osservazioni; si registrano media e *range* di ciascun campione su un diagramma xy con il tempo in ascissa e i valori in ordinata, in cui sono evidenziati i limiti inferiore e superiore accettati (tolleranze): la variabilità dei campioni descritta dalle tolleranze di media e *range* è tipica del processo, dovuta a motivi casuali e determinata nella fase del suo progetto. Un valore fuori dai limiti fissati indica che il processo è fuori controllo per l'intervento di una causa particolare. La Figura 4.14 mostra un esempio di carta XR, nel quale sono evidenziati la media X, il *range* R e i limiti inferiore/superiore (per X) o superiore (per R) L'analisi della sequenza temporale dei campioni fuori limite nel tempo può fornire indicazioni per l'individuazione della causa degli scostamenti del processo dall'andamento puramente casuale.

La carta PN e la carta P si usano per controllare numero di unità difettose, quindi per rilevare grandezze per attributi: la carta P tiene conto del dato percentuale (esempio di difettosità), mentre la carta PN del valore normalizzato rispetto a un numero prefissato.

La Carta U e la Carta C si usano per controllare i difetti sui prodotti; la prima misura il numero di difetti per unità di grandezza (esempio lunghezza, area), la seconda il numero di difetti in un "campione costante" (esempio un dispositivo).

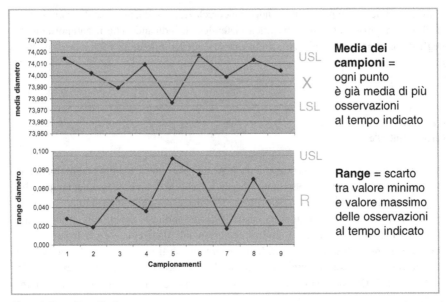

Fig. 4.14 Carta Xmedio-R

4.3
Problem solving

Con problem solving si intende il processo di risoluzione di un problema. Ma che cos'è un problema? E che cosa significa risolvere? Se chiediamo ausilio a noti vocabolari della lingua italiana, otteniamo queste definizioni:

Problema
- situazione, questione difficile da affrontare e risolvere (De Mauro);
- caso complicato, difficile da risolvere; situazione preoccupante (Garzanti).

Risolvere
- chiarire un problema; sbrogliare, appianare una questione; concludere con una decisione (De Mauro);
- trovare la soluzione di qualcosa che è oscuro, difficile, incerto o che richiede l'applicazione di un procedimento più o meno complesso (Garzanti).

Per un approccio scientifico abbiamo però bisogno di una definizione meno qualitativa. Faremo quindi riferimento a una situazione reale di disagio e a un obiettivo di situazione ideale, definendo il problema come "uno scostamento tra un dato reale e un dato di riferimento, che generi effetti negativi". A questo punto resta più semplice dare una definizione meno qualitativa anche della risoluzione di un problema: risolvere un problema è "eliminare le cause di uno scostamento in modo che esso non si presenti mai più". Questa definizione porta in sé un concetto cardine del problem solving: risolvere un problema è individuare azioni che evitino che il problema si ripresenti e dunque indirizzare le azioni sulle cause dello scostamento, non è limitare gli effetti dello scostamento o indirizzare le azioni alla rimozione dei sintomi.

Per risolvere un problema, generalmente, la tendenza è incominciare una lunghissima serie di tentativi ed errori, con gravissime conseguenze sui costi e sul morale delle persone che stanno convivendo con il problema. Un approccio scientifico alla soluzione dei problemi implica l'adozione di un metodo strutturato, che offra diversi vantaggi rispetto a un approccio istintivo o basato sulla semplice esperienza. La soluzione individuata in seguito a un'analisi dettagliata e una valutazione delle alternative possibili presenta un grado di sicurezza superiore. Seguire un processo decisionale che valuti anche il rischio riduce il margine di incertezza sulla decisione finale. Solamente le soluzioni validate vengono sperimentate, il che assicura un contenimento dei costi di sperimentazione. Infine, se la soluzione scaturisce dal lavoro comune all'interno di un'organizzazione o gruppo di lavoro è frutto di un'ampia condivisione che ne garantisce una più facile realizzazione.

Il metodo è applicabile anche a situazioni che non si configurano come un problema, ma più come un progetto: lo scostamento è tra la situazione attuale e una situazione ideale, che non è un disagio ma è uno sviluppo e un'evoluzione rispetto all'attuale. In questi termini può essere pensato anche un progetto di ricerca, in cui lo scostamento è il divario tra le conoscenze attuali e la conferma o la smentita di un'ipotesi scientifica.

4.3.1
Ruota del problem solving

In letteratura si trovano molti metodi di risoluzione dei problemi, di solito tutti rappresentati graficamente. Le fasi di risoluzione dei problemi sono individuate come:
- identificazione del problema;
- raccolta e organizzazione dei dati;
- processo analitico;
- processo decisionale;
- pianificazione ed esecuzione;
- controllo dei risultati.
  Seguono:
- *trasversalizzazione* dei risultati e delle azioni;
- capitalizzazione delle esperienze.

In ogni caso il processo richiede un controllo dei risultati alla fine della realizzazione delle azioni mirate alla rimozione delle cause del problema ed eventualmente una ripresa del processo dall'inizio, se i risultati non sono giudicati soddisfacenti. Per questa ragione il processo di risoluzione del problema è spesso rappresentato da una ruota, composta di 6-8 fasi.

4.3.2
Processo di risoluzione di un problema

Il metodo che seguiamo utilizza il rigore di un flusso di attività formalizzate e conseguenti, che si avvalgono dell'esperienza – preziosa ma a rischio di essere una fonte di soluzioni preconfezionate e dunque non verificate nella loro efficacia – e della creatività, che consente di attuare nuovi approcci nelle analisi e nella generazione di soluzioni.

Uno dei possibili approcci metodologici è illustrato nella Figura 4.15 e segue sei fasi:

- la chiara descrizione del problema come scostamento è l'obiettivo della *fase di identificazione e selezione del problema;*
- il *processo di analisi del problema o processo diagnostico* è il punto focale del procedimento: parte dall'analisi dello scostamento e individua una o più cause determinanti;
- il *processo di generazione delle soluzioni* ha lo scopo di individuare la maggior parte di azioni mirate alla rimozione delle cause primarie dello scostamento, ciascuna opportunamente caratterizzata;
- il *processo decisionale* valuta in termini di vincoli e preferenze e analizza i rischi di ogni proposta emersa dalla fase precedente, come impatto sia sulla fase di realizzazione sia sui costi. Il risultato di questo processo è la decisione su quale soluzione implementare;

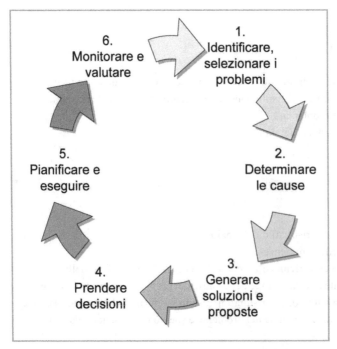

Fig. 4.15 Processo di risoluzione di un problema

- il *processo di pianificazione ed esecuzione* deve impostare un piano d'azione per la realizzazione della soluzione scelta nella fase precedente, che aiuti a "fare bene la prima volta" e quindi che preveda anche i punti critici e le soluzioni di emergenza; il risultato di questo processo è la messa in opera della soluzione;
- il *processo di controllo dei risultati e mantenimento* avviene quando lo scostamento ormai non esiste più. Capita spesso – una volta risolto il problema – di trascurare questa fase, che al contrario è fondamentale per costruire una cultura e una base di informazioni. Consiste nel mantenere aggiornata la documentazione che accompagna ogni problema e nel creare una sorta di memoria tecnica consultabile per la soluzione di casi analoghi e un arricchimento o miglioramento delle procedure aziendali, prendendo spunto dalle soluzioni individuate.

La Tabella 4.1 mostra un esempio di applicazione del problem solving a una questione pratica della vita quotidiana. La Tabella 4.2 invece si riferisce a un problema reale in un laboratorio di un centro di ricerca, che verificò un tasso anomalo di fallimenti in esperimenti di microbiologia; dopo una fase di difficile indagine se ne individuò la causa in un inquinamento della fonte di acqua demineralizzata.

Tabella 4.1 Applicazione del problem solving a un caso pratico

Problema	La scelta del corso di laurea dopo le scuole superiori
Identificazione del problema	Registrazione delle inclinazioni personali, dei vincoli (economici, logistici, sociali…), raccolta delle informazioni sull'offerta degli Atenei, raccolta di informazioni sugli sbocchi professionali.
Analisi del problema	Correlazione tra impegno di studio, sbocchi professionali e aspettative personali, correlazione tra impegno economico e sbocchi professionali.
Generazione di soluzioni	Elenco dei corsi di laurea che soddisfano i requisiti, raccolta e organizzazione di tutte le informazioni relative
Processo decisionale	Valutazione di rischi e opportunità per le singole opzioni, attribuzione di pesi alle varie opzioni, scelta del CdL e delle sedi universitarie possibili.
Pianificazione ed esecuzione	Iscrizione e svolgimento di eventuali test di selezione, scelta finale e immatricolazione, inizio del percorso universitario.
Controllo dei risultati e mantenimento	Verifiche (fine semestre, fine anno accademico) dei risultati agli esami e del grado di soddisfazione, eventuale azione correttiva (cambio CdL o Sede ecc).

Tabella 4.2 Applicazione del problem solving in un laboratorio di ricerca

Problema	Ripetuti fallimenti di procedure sperimentali
Identificazione del problema	Circoscrizione del tipo di esperimenti falliti, localizzazione dei laboratori coinvolti.
Raccolta dati e analisi del problema	Quantificazione della percentuale di fallimenti rispetto al passato. Registrazione dei lotti di materiali usati (reagenti, antibiotici ecc.). Controllo di contaminanti chimici (verifica di pulizia vetri, ecc.). Controllo di contaminanti biologici (verifica contaminazione da fagi ecc.). Controllo dati con altri laboratori/altri esperimenti. Controlli incrociati per: date di scadenza materiali, congruità dei lotti, pulizia vetri ecc. Ipotesi per esclusione: acqua. Sperimentazione con vari tipi e forniture di acqua. Causa individuata: acqua distillata prodotta per il laboratorio. Verifica: analisi dell'acqua => presenza di contaminanti.
Generazione di soluzioni	Acquistare acqua da fornitore specializzato. Sganciare acqua distillata da acqua demineralizzata. Riprogettare l'impianto.
Processo decisionale	Scelta della soluzione: sganciare acqua distillata da acqua demineralizzata.
Pianificazione ed esecuzione	Separazione degli impianti di distillazione da demineralizzazione.
Controllo dei risultati e mantenimento	Monitoraggio del tasso di fallimenti: nessun fallimento analogo

4.3.3
Strumenti del problem solving

La Tabella 4.3 mostra – fase per fase – quali sono le tecniche più utilizzate nel processo di risoluzione dei problemi e i capitoli di questo testo in cui se ne trova una breve trattazione. Oltre a quelli già visti perché previsti nella gestione operativa del TMQ, nel seguito vengono illustrati alcuni strumenti tra quelli di impiego più frequente.

Tabella 4.3 Gli strumenti del problem solving

Fase	Output	Strumenti	Par.
Identificazione del problema	Definizione del problema	Brainstorming Benchmarking Indagini e interviste	4.3.3.4 4.3.3.1 4.3.3.2
Analisi dei dati	Descrizione quantitativa del problema	Foglio raccolta dati Diagramma di flusso (flow chart) Diagramma di Pareto Analisi per stratificazione	4.2.1 4.3.3.6 4.2.4 4.2.5
Processo diagnostico	Causa/e specifica del problema	Brainstorming Definizione delle priorità di intervento Diagramma di Ishikawa Diagramma di flusso (flow chart) 5 perché	4.3.3.4 4.3.3.3 4.2.3 4.3.3.6 4.3.3.7
Processo decisionale	Soluzione da introdurre	Analisi del campo di forze Mappe mentali (Mind Mapping) Griglia delle decisioni	4.3.3.8 4.3.3.5 4.3.3.9
Processo di pianificazione ed esecuzione	Piano di introduzione, realizzazione della modifica	Diagramma di flusso (flow chart) Diagramma di Gantt PERT	4.3.3.6 5.2.1.1 5.2.1.2
Controllo dei risultati e mantenimento	Nuova analisi della situazione, consolidamento	Relazione finale Memoria tecnica	4.3.3.10 4.3.3.11

4.3.3.1
Benchmarking

Con *benchmarking* si intende il confronto – con riferimento a uno specifico campo di interesse – delle prestazioni di un'organizzazione con quelle di analoghe organizzazioni attive nello stesso campo, possibilmente le migliori. Un confronto con le prestazioni dei concorrenti può essere molto utile nella definizione del problema e nella determinazione dell'obiettivo cui la soluzione deve tendere. Gioca un ruolo fondamentale la scelta dei concorrenti di riferimento e la definizione dei parametri su cui basare il confronto. I dati, oltre che per contatti diretti, possono essere recuperati da banche dati specializzate nelle analisi di mercato, da pubblicazioni private o ministeriali o in genere da Internet. È importante però curarne in modo particolare la raccolta e l'analisi, che devono essere svolte con criteri omogenei per poter operare un confronto corretto tra prestazioni.

4.3.3.2
Indagini e interviste

Il primo approccio alla raccolta dei dati è costituito spesso da un confronto con le persone che stanno sperimentando il problema. Per ottenerne il massimo dell'efficacia occorre progettare l'intervista. Il primo passo consiste nel chiarirne esattamente l'obiettivo e gli aspetti salienti che devono essere esplorati. Si tratta poi di scegliere lo strumento adatto. Se i dati da raccogliere sono già definiti, si può utilizzare una *check list*. In alternativa si può impostare un questionario con domande chiuse, che prevedano cioè un ventaglio fisso di risposte, oppure aperte, che lascino all'intervistato la possibilità di esprimersi liberamente. Nel primo caso i dati saranno più facilmente organizzabili ed elaborabili, nel secondo ci sarà la possibilità di raccogliere contributi più ampi.

La progettazione del questionario deve tener conto non solo delle informazioni che si vogliono rendere disponibili con l'intervista, ma anche delle modalità di elaborazione dei dati. Le modalità con cui vengono organizzate e sono poste le domande influenzano il tipo di elaborazioni possibili e soprattutto l'impegno per estrarre le informazioni dalle risposte ottenute. È utile curare in modo particolare le risposte possibili, eventualmente codificando le principali, e individuare a priori quali stratificazioni della popolazione saranno utili in fase di estrazione delle informazioni dai risultati.

Intervistare i clienti

La tecnica del questionario è molto usata nella rilevazione della soddisfazione dei clienti. Per avere un quadro completo è utile pesare ogni domanda con l'importanza che l'argomento relativo riveste per l'intervistato, in modo che gli interventi a seguire siano guidati da una scala prioritaria in funzione dell'importanza del caso. Si utilizza un diagramma a 4 quadranti, in cui in ascissa si misura il giudizio dato all'aspetto considerato e in ordinata l'importanza che l'aspetto ha per l'intervistato. Si distinguono 4 casi:
- *Urgenza* (giudizio basso, alta importanza): sono necessari interventi immediati;
- *Traguardo* (giudizio buono, alta importanza): nessun intervento né particolari attenzioni, si è raggiunto l'obiettivo;
- *Veglia* (basso giudizio, bassa importanza): occorre mantenere attenzione a che l'importanza non aumenti, necessita di interventi non urgenti;
- *Mantenimento* (giudizio buono, importanza bassa): occorre mantenere attenzione a che la prestazione non degeneri, occorre attività di sorveglianza.
A titolo di esempio, la Figura 4.16 mostra il risultato delle risposte a una domanda che dovrebbe essere frequente, quella sulla percezione della qualità delle relazioni degli intervistati con il personale addetto ai clienti. Si rilevano in genere i giudizi su cortesia, competenza e tempestività. Nel caso riportato nel grafico, occorre un intervento sulla tempestività di risposta del personale.

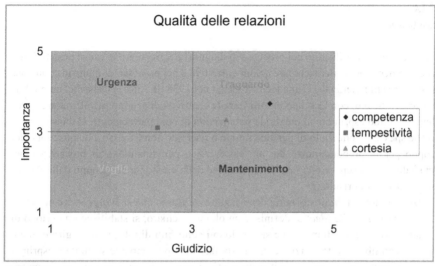

Fig. 4.16 Diagramma a 4 quadranti per un'indagine di soddisfazione

4.3.3.3
Definizione delle priorità di intervento

Durante il processo diagnostico, quando dall'analisi emergono più problemi allo stesso tempo, occorre determinare con quale ordine affrontarli, quindi decidere la priorità di intervento. Un semplice metodo consiste nel classificare ciascun problema individuato, attribuendo un "grado" (ad esempio su scala pentenaria 1-5) ai tre parametri *frequenza*, *gravità* e *urgenza*, e nell'utilizzare un grafico radiale, come mostrato nella Figura 4.17. Si affrontano per primi i problemi che presentano un'area del triangolo più ampia oppure che hanno meritato il valore massimo per uno dei tre parametri.

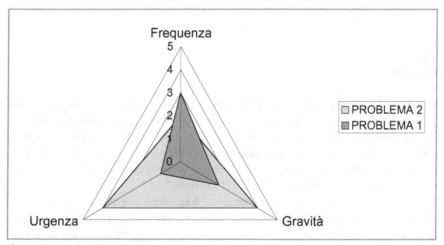

Fig. 4.17 Triangolo delle priorità

4.3.3.4
Brainstorming

Viene largamente utilizzato nel processo di diagnosi per ricercare le cause possibili, nel processo decisionale per ricercare azioni correttive e nel processo di pianificazione per scoprire rischi potenziali. È una tecnica ideata nel 1938 da Alex F. Osborne, un pubblicitario americano, con lo scopo di utilizzare la creatività di gruppo per affrontare i problemi, facendo esprimere al meglio le potenzialità di ogni partecipante. Osborne osservò che spesso il contributo di persone timide o riservate non è messo a disposizione del gruppo per la preponderanza dei più estroversi o per dinamiche di prevaricazione. Pensò dunque di separare la fase di espressione della creatività del gruppo dalla fase di analisi critica dei risultati.

Una sessione di brainstorming deve seguire un flusso che si svolge in tre passi:
1. *generazione delle idee*: si definisce un obiettivo chiaro, si stabilisce un periodo di tempo (massimo 30 minuti) e si chiedono i contributi di tutti, tramite giro di tavolo o con libera partecipazione; in questa fase ogni partecipante si limita a esprimere la propria idea; sono banditi commenti, critiche e discussioni sui singoli contributi; la creatività del gruppo si esprime accumulando idee sulle idee migliori, usando i contributi di altri come stimolo per nuove idee, concentrando i contributi in classi di soluzioni;
2. *riduzione del numero di idee*: nella seconda fase si cerca una razionalizzazione delle idee emerse; si può fare tramite l'applicazione di filtri: ad esempio, "solo le idee che..." mantengono le scadenze temporali, devono essere sotto il controllo diretto del gruppo, devono rimanere nella sfera d'influenza del team leader;
3. *votazione delle idee*, a volte fatta da un secondo gruppo di persone: per stilare una graduatoria di valore per le idee rimaste, ciascun membro del gruppo dispone di un numero limitato di voti; si scelgono le idee più votate su cui lavorare ulteriormente.

Il materiale del brainstorming va conservato perché può essere fonte di ulteriore analisi, nel caso la prima fase di scelta risultasse non soddisfacente.

4.3.3.5
Mappe mentali

Il *mind mapping* (mappe mentali) è un metodo di stimolazione della creatività. È stato ideato dallo psicologo inglese Tony Buzan attorno al 1960 e serve come strumento di aiuto al pensiero umano e alla sua caratteristica di associare le idee in maniera non lineare. Fu utilizzato inizialmente come metodo per prendere appunti o come supporto per il brainstorming. Oggi sono disponibili diversi software commerciali o liberamente scaricabili da Internet che ne aiutano la costruzione.

Una mappa mentale è sostanzialmente un diagramma che presenta concetti in forma grafica: si parte dall'idea principale, che viene riportata al centro dello schema; a questa sono collegate altre idee e altri dettagli secondo una geometria radiante: si inizia dal centro e si procede verso l'esterno in tutte le direzioni, inserendo nuovi concet-

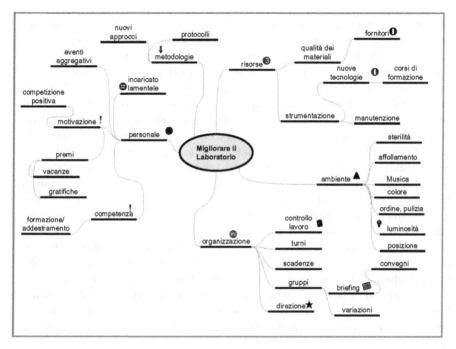

Fig. 4.18 *Mind mapping* per il miglioramento di un laboratorio didattico

ti, creando legami con quelli in precedenza già inseriti. Il diagramma può essere arricchito con disegni, simboli, colori e con collegamenti a documenti esterni.

La Figura 4.18 riporta un esempio di *mind mapping* il cui scopo era raccogliere le idee degli studenti di un corso universitario per elaborare proposte di miglioramento per un laboratorio didattico.

4.3.3.6
Diagramma di flusso (*flow chart*)

Il diagramma di flusso è uno strumento grafico per la scomposizione di un processo in una serie di fasi, nato in ambito informatico attorno agli anni '60. Può essere utilizzato per agevolare la descrizione dei processi o delle possibili cause di un problema, per descrivere una possibile soluzione procedurale; è utile anche nella pianificazione, come strumento di programmazione. In generale si usa quando si cerca un accordo comune nella definizione di un processo o l'eliminazione di errori, sprechi, o la correzione di progetti di processo inefficaci.

Deve essere prestata particolare attenzione all'identificazione dei confini del processo in esame, vale a dire a definire esattamente da quali dati/attività ha inizio il processo e quali prodotti fornisce, con quali risorse, quali elementi di ingresso, quali vincoli, quali interrelazioni con altri processi (altri eventuali punti di ingresso e/o uscita). Anche se la libreria dei simboli (un estratto in Tabella 4.4) è molto ricca, quelli utilizzati più frequentemente sono pochi: inizio/fine (ovale schiacciato), attività/fase (rettangolo), test/controllo (rombo a più uscite, una per condizione), documento (rettangolo con base a onda), attività in interazione con altri processi (romboide), simboli di connessione sullo stesso foglio (piccoli cerchi) o di rinvio ad altri flussi (pentagoni). Si rappresentano le attività in sequenza temporale o logica, utilizzando il simbolo del test ogni volta che il proseguimento delle attività è subordinato alla verifica di una condizione. Si procede con la descrizione di tutte le fasi in sequenza e, dove esistenti, delle interconnessioni. Si completa poi il diagramma con le verifiche di chiusura degli anelli generati dai test (se esistenti) e le vie d'uscita. Un esempio calato nella realtà di un laboratorio è mostrato nella Figura 4.19, dove tramite il formalismo di un flow chart sono mostrate le azioni e i controlli da effettuare per la preparazione di una soluzione madre a partire da un reagente in polvere.

A volte può essere utile rappresentare le fasi del progetto enfatizzando i protagonisti: in questo caso si utilizza il diagramma di flusso a matrice (un esempio nella Fig. 4.20 che descrive il processo di accettazione materiale in ingresso a un magazzino).

Il diagramma di flusso, opportunamente inserito in una tabella in cui le colonne indicano ad esempio "attività", "responsabilità", "tempi", "riferimenti" e "documenti/prodotti" (output), può essere supporto sufficiente per la descrizione di una procedura di un SGQ.

Tabella 4.4 I simboli del flow charting

Simbolo	Significato
(ovale schiacciato)	Limiti del processo
(rettangolo)	Azione, attività
(rombo)	Decisione, test
(freccia)	Connessione
(romboide)	Dati, comunicazione con l'esterno
(rettangolo con doppio bordo)	Processo predefinito
⊗ ⊕	OR (somma); AND (prodotto)
(pentagono)	Connessione verso pagina esterna

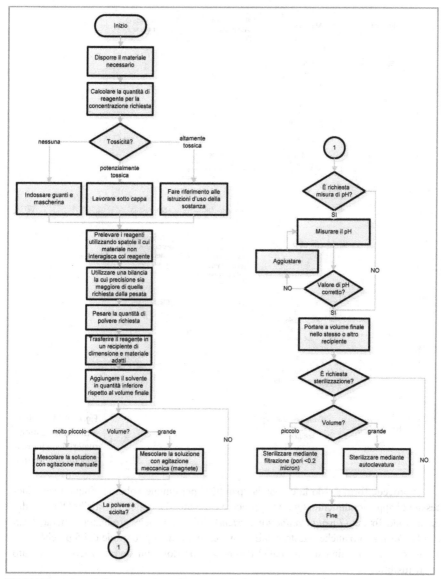

Fig. 4.19 Flow chart della preparazione di una soluzione madre a partire da un reagente in polvere

4.3.3.7
Metodo dei 5 perché

È utilizzato nell'analisi della situazione per ricercare le cause all'origine di una serie di eventi che si susseguono e nel processo diagnostico per ricercare la causa primaria (la causa delle cause) di un problema.

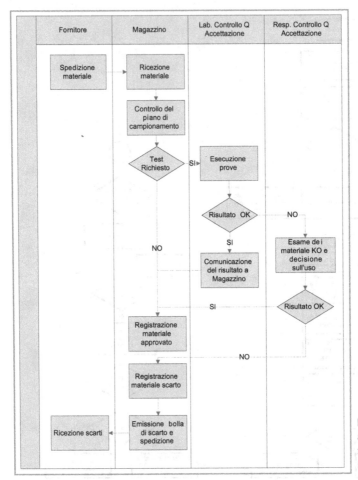

Fig. 4.20 Flow chart a matrice: gestione materiale in ingresso a un magazzino

Si procede formulando la domanda "perché?" per cinque volte, in cinque livelli successivi di approfondimento. Questo approccio è dovuto al giapponese Taiichi Ohno, padre del metodo Toyota (*Toyota Production System*), chiamato anche produzione snella (*Lean Production*). È suo anche questo significativo esempio di applicazione dei 5 perché:

1. Perché la macchina si è fermata? Perché si è prodotto un sovraccarico ed è saltato il fusibile.
2. Perché questo sovraccarico? Perché la lubrificazione dei cuscinetti è risultata insufficiente.
3. Perché la lubrificazione è risultata insufficiente? Perché la pompa d'ingrassaggio non ha lavorato a sufficienza.
4. Perché la pompa di ingrassaggio non ha lavorato a sufficienza? Perché l'albero della pompa è stato danneggiato dalle vibrazioni.
5. Perché questo danno? Perché non c'è stato un filtraggio adeguato, e questo ha prodotto l'intrusione di un pezzetto di metallo.

Da questo semplice esempio è evidente la forza di ricostruzione e individuazione delle cause più profonde dei problemi.

4.3.3.8
Analisi del campo di forze

È uno strumento che consente di identificare in modo schematico le forze positive che spingono verso gli obiettivi e le forze negative che ostacolano il procedere. Viene impiegato nel processo decisionale.

In testa allo schema si descrive la situazione attuale e nell'apposito spazio l'obiettivo da raggiungere. Si elencano tutte le forze trainanti che spingono verso il traguardo e tutte le forze frenanti (ostacoli) che ne impediscono il raggiungimento.

Stabiliti l'importanza e il livello di controllo possibile sulle forze frenanti, si individuano azioni volte a eliminarle o quanto meno ridurle; allo stesso modo si decidono azioni per rafforzare le forze trainanti. La Figura 4.21 mostra uno schema di facile impiego per applicare questo metodo.

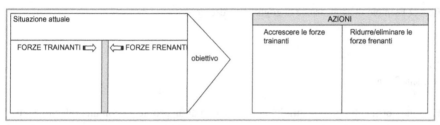

Fig. 4.21 Schema per l'analisi del campo di forza

4.3.3.9
Griglia delle decisioni

È uno strumento utile per confrontare diverse opzioni sulle preferenze per la soluzione finale in modo opportunamente pesato, dunque è impiegato nel processo decisionale. Si elencano tutte le possibili soluzioni (*opzioni*) e, individuate le preferenze di valutazione (*criterio*) e la relativa importanza (*peso*), si giudica quanto le opzioni rispondano alle preferenze con il loro peso relativo.

Nella Figura 4.22 è mostrata l'applicazione della griglia delle decisioni al caso di un laboratorio per il quale si stanno indagando opportunità per il miglioramento delle prestazioni: sono state ipotizzate diverse soluzioni (opzioni A-D, in colonna), che devono sottostare alle preferenze espresse con i criteri da 1 a 6 (in riga). Si è attribuito un peso per importanza a ciascuna preferenza e valutato con un giudizio da 1 a 5 come ciascuna soluzione ipotizzata vi risponda. La colonna risultato riporta il prodotto del peso del criterio e il giudizio dell'opzione. Il risultato finale consente di mettere in scala di valutazione le soluzioni, premiando l'opzione "Rivedere l'organizzazione del lavoro".

Griglia di decisione								
1. Scopo della decisione: Migliorare le prestazioni di un laboratorio di ricerca biotecnologica								
3. Opzioni			opzione A Migliorare il clima di lavoro (rapporti personali)		opzione B Rinnovare la strumentazione in dotazione		opzione C Rivedere l'organizzazione del lavoro		opzione D Partecipare a corsi di formazione e aggiornamento	
2. Criteri		Peso (1-5)	Giudizio (1-5)	risultato (GxP)	Giudizio (1-5)	risultato (GxP)	Giudizio (1-5)	risultato (GxP)	Giudizio (1-5)	risultato (GxP)
1. Utilizzare prevalentemente risorse interne		3	5	15	3	9	5	15	5	15
2. Dare priorità agli esperimenti più importanti in corso		5	5	25	5	25	5	25	4	20
3. Dare priorità agli investimenti in strumentazione		4	2	8	5	20	1	4	1	4
4. Rispettare i limiti di budget annuale assegnato al lab.		4	1	4	1	4	5	20	3	12
5. Limitare il ricorso alle ore extra (straordinari)		3	2	6	4	12	3	9	3	9
6. Ottimizzare il tempo dedicato alle attività di miglioramento		5	2	10	3	15	4	20	3	15
TOTALI				68		85		93		75

Fig. 4.22 Esempio di applicazione di griglia delle decisioni

4.3.3.10
Relazione finale

È buona norma chiudere le attività di risoluzione di un problema con una relazione sintetica, contenente le informazioni essenziali che potrebbero tornare utili a progetti o risoluzione di problemi futuri. Innanzi tutto deve includere una breve descrizione del problema iniziale, poi una sintesi dei dati raccolti (eventualmente in allegato), l'obiettivo di soluzione scelto per il problema in oggetto, l'analisi delle cause e il ventaglio di soluzioni individuate, fino alla soluzione scelta, con relativi criteri e ragioni. Se è stata fatta, è opportuno che sia inserita anche l'analisi del rischio per la realizzazione della soluzione, la pianificazione e i relativi ostacoli o opportunità incontrati, insieme ai risultati con le verifiche del caso; un paragrafo finale con le conclusioni e le possibilità di consolidamento dell'esperienza chiuderà la relazione.

La relazione va distribuita a chi ha partecipato al lavoro, ai loro responsabili e ai committenti se ci sono.

4.3.3.11
Memoria tecnica

La risoluzione di un problema può essere di aiuto e riferimento per casi analoghi nel futuro. Registrare e archiviare opportunamente le informazioni costruisce un patrimonio di esperienza a vantaggio del gruppo, dell'azienda, del centro di ricerca. In una scheda di memoria tecnica devono essere registrati almeno i dati identificativi e descrittivi del problema, la causa o le cause individuate, le soluzioni proposte, le deci-

sioni prese con una sintesi delle ragioni, i risultati finali e la verifica dell'efficacia di
risoluzione del problema. Le schede possono essere cartacee e raccolte in un dossier, o
meglio in formato informatico e dotate di un semplice strumento di ricerca, almeno tra
le classi di problemi/sintomi e le cause; devono naturalmente essere di facile accesso
per tutti i componenti dell'organizzazione che ne possono trarre vantaggio.

4.3.4
Dal problem solving al PDCA

Il metodo illustrato è solo uno degli approcci alla risoluzione dei problemi presenti in
letteratura. È comune a tutti il flusso circolare e la sequenza ideale delle fasi. In questa sequenza è facilmente riconoscibile un processo di tipo PLAN-DO-CHECK-ACT,
di cui i metodi di problem solving conservano anche la circolarità. Scendendo nei particolari, la fase PLAN del ciclo di Deming comprende analisi della situazione, processo diagnostico e processo decisionale, mentre DO è equivalente al processo di pianificazione e CHECK è la parte iniziale del processo di controllo dei risultati e mantenimento, la cui seconda parte infine svolge il compito di consolidamento che nel PDCA
è il finale ACT. Anche nel processo di problem solving ripercorrere la ruota delle attività sullo stesso argomento supporta la crescita nel miglioramento a piccoli passi: la
salita di gradini del PDCA, familiare a chi frequenta i concetti del TQM (Fig. 4.23).

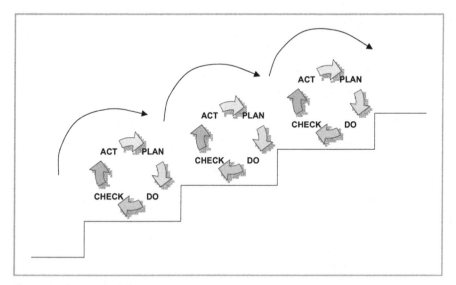

Fig. 4.23 PDCA come miglioramento

Realizzazione del prodotto o del servizio

5

A. Lanati

Riprendiamo il processo di realizzazione del prodotto o servizio di cui si occupa il capitolo 7 della norma ISO 9001. Come abbiamo già visto nel Capitolo 2, il processo di realizzazione si può suddividere in sottoprocessi (Fig. 5.1), regolamentati dai sottocapitoli del capitolo 7 della norma: per ciascun sottoprocesso sono state sviluppate opportune discipline di qualità che possono essere utilizzate a supporto dell'adempimento dei requisiti della norma: ne vediamo le principali in questo capitolo. L'applicazione pratica di principi e metodologie è descritta da alcuni esempi nel corso del capitolo e sarà poi argomento della trattazione dei capitoli centrali di questo testo. In particolare, l'approccio in qualità descritto nel Capitolo 9 ha valenza ben più generale, trattando – pur con finalità differenti – attività comuni a un qualsiasi laboratorio di analisi, di controllo qualità o di ricerca.

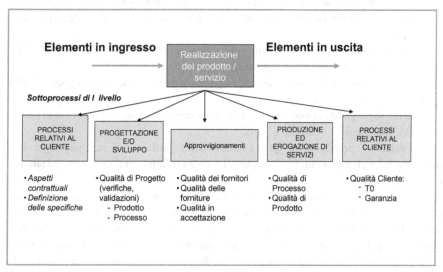

Fig. 5.1 Gli strumenti per i sottoprocessi della realizzazione del prodotto/processo

Qualità in biotech e pharma, A. Lanati.
© Springer-Verlag Italia 2010

85

5.1
Qualità nell'approccio al cliente

Abbiamo già parlato nel Capitolo 2 degli aspetti contrattuali e della definizione delle specifiche che compongono i processi relativi ai clienti, ma integriamo la trattazione illustrando un metodo di qualità di generazione più recente, che aiuta nella traduzione dei requisiti del cliente o del mercato in specifiche tecniche e specifiche di verifica/collaudo: il *Quality Function Deployment* (QFD).

5.1.1
QFD

Storicamente è sempre esistito un divario di comunicazione tra i tecnici che sviluppano un prodotto e il cliente che illustra le proprie esigenze in un linguaggio a volte molto distante da tecnicismi e rigore progettuale. Il QFD è stato sviluppato per fungere da ponte tra i due mondi e consentire ai progettisti di individuare, pesare e tradurre i requisiti del cliente in caratteristiche del prodotto o del servizio. Nato in Giappone attorno alla fine degli anni '60 in Mitsubishi Heavy Industries, è stato poi compiutamente sviluppato da Yoji Akao e diffuso anche in Occidente alla fine degli anni '80. Oltre a dare la giusta importanza e interpretazione alla *Voce del Cliente* (VOC), contribuisce a mantenere integre le informazioni lungo lo sviluppo del progetto e a evitare interpretazioni diverse delle specifiche da parte dei vari attori coinvolti nella realizzazione del prodotto.

Lo sviluppo del prodotto è scisso in 4 macrofasi, descritte tramite strumenti grafici:
- matrice di progetto del prodotto: dalle esigenze cliente alle caratteristiche critiche del prodotto;
- matrice di progetto dei componenti: dalle caratteristiche critiche del progetto alle caratteristiche critiche dei componenti;
- matrice di progetto del processo: dalle caratteristiche critiche dei componenti agli elementi critici del processo;
- matrice di progetto del controllo qualità: dagli elementi critici del processo ai parametri di processo e controllo qualità.

Lo strumento principale del QFD è la *casa della qualità*, il cui schema è riportato in Figura 5.2 e riempito con un esempio relativo a un'imbragatura per arrampicate in Figura 5.3 [12,13].

Le richieste dei clienti o del mercato – area 1 – sono messe in relazione con le caratteristiche tecniche richieste al prodotto per soddisfarle – area 2 – nella matrice delle relazioni – area 3 –, pesando opportunamente il tipo di interrelazione (debole, media, forte). In quest'area si possono anche indicare quali caratteristiche necessitano di un miglioramento o possono sopportare un degrado. Il confronto con le prestazioni dei prodotti della concorrenza – area 4 – fornisce indicazioni sulla priorità. Infine, il *tetto* della casa della qualità è utilizzato per schematizzare quali caratteristiche tecni-

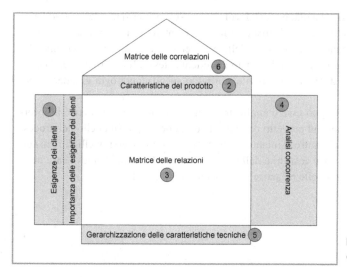

Fig. 5.2 QFD: la casa della qualità

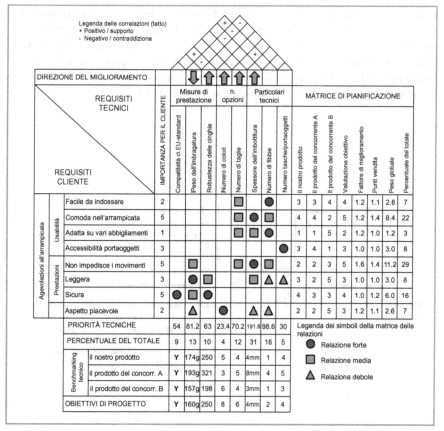

Fig. 5.3 QFD applicato a un'imbragatura per arrampicate alpine

che si influenzano o si ostacolano vicendevolmente. Nel caso ci siano, le contraddizioni tecniche possono stimolare la ricerca di soluzioni creative. L'area 6 riassume le priorità emerse, moltiplicando l'importanza delle caratteristiche tecniche in relazione alle esigenze del cliente, con il peso individuato dal cliente stesso. Il confronto con la concorrenza poi consente di fissare obiettivi quantitativi specifici per ogni grandezza tecnica individuata.

Lo stesso strumento può essere applicato in modo analogo per trasferire le informazioni così organizzate sul progetto delle parti componenti, poi su quello del processo e infine su quello dei controlli, mantenendo coerenza tra i diversi livelli di realizzazione del prodotto: il link è costituito dalla matrice in area 6 che nella nuova casa della qualità prenderà il posto delle esigenze da rispettare nell'area 1.

5.2
Qualità di progetto

Considerando la progettazione sia di un prodotto (Fig. 5.4) sia di un servizio come un processo, possiamo individuarne come grandezze in ingresso i requisiti contrattuali – già oggetto del riesame del contratto – e tutte le analoghe esperienze aziendali che costituiscono il patrimonio intellettuale dell'organizzazione: l'argomento della memoria storica aziendale e dell'archivio di soluzioni di progetto a disposizione di nuovi sviluppi, come anche delle soluzioni di problemi noti, è un tema importante del processo di miglioramento, già trattato nel Capitolo 2 e nel Capitolo 4.

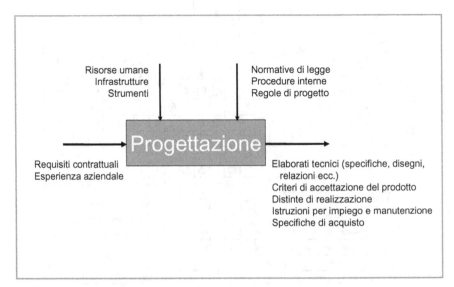

Fig. 5.4 Il processo di progettazione

I prodotti del processo di progettazione non sono solamente l'insieme di documenti che descrivono il progetto, ma anche i documenti che ne delineano la realizzazione in produzione, le caratteristiche delle risorse necessarie alla produzione, le istruzioni d'uso e di manutenzione una volta rilasciato il prodotto al mercato. Quest'attenzione a progettare il ciclo completo di sviluppo dalla concezione all'impiego sul campo (o fruizione del servizio) e quindi a tener conto di tutte le caratteristiche che agevolano l'impiego del prodotto da tutti i punti di vista e in ogni situazione, allarga l'orizzonte dei progettisti, permettendo loro di cogliere in modo più significativo i requisiti del progetto, ma soprattutto aumenta la loro responsabilità e il loro coinvolgimento negli obiettivi dell'organizzazione.

Un progetto si articola in tre macrofasi: la progettazione vera e propria è preceduta dalla pianificazione e seguita da una fase di controlli. Al termine, la verifica prima e la validazione poi forniscono informazioni al riesame, che precede il rilascio alla produzione del prodotto o all'erogazione del servizio.

Nel caso di produzione manifatturiera, anche il processo di produzione viene progettato e quindi è soggetto alle stesse evoluzioni e controlli.

Riflessioni su una lavatrice

La progettazione di un elettrodomestico dovrà tener conto – e di conseguenza prevedere realizzazione di soluzioni e opportuna documentazione – di come il prodotto sarà assemblato in linea di produzione, collaudato, riparato, imballato e spedito, immagazzinato in ambienti chiusi o aperti, fino a come l'assistenza tecnica sul campo potrà operare agevolmente per la diagnosi e la riparazione dei guasti.

I progettisti avranno previsto che il collaudo della lavatrice lasci una certa quantità d'acqua nella pompa? E che la lavatrice, stoccata in un grande piazzale all'aperto in pieno inverno, possa essere esposta a temperature che vanno ben al disotto dello zero? E che alla prima installazione presso il cliente la pompa possa inspiegabilmente non funzionare perché congelata dai residui di acqua di collaudo? Ma soprattutto il fatto che un congelamento dell'acqua nella pompa avrà procurato danni alla pompa stessa e minato la sua affidabilità – cioè la capacità di mantenere nel tempo la funzionalità senza aumenti della percentuale di guasti? È quello che mi chiedo guardando la mia lavatrice, consegnata in un freddo pomeriggio di gennaio con problemi di svuotamento del cestello, miracolosamente scomparsi dopo qualche ora.

5.2.1
Pianificazione

Pianificare significa individuare la sequenza delle attività (modi e fasi di realizzazione), gli obiettivi per ciascuna fase, i responsabili e i tempi di attuazione di ogni attività. Molto spesso non si considera che nella pianificazione devono essere previsti anche i momenti in cui si svolgono le verifiche, sia sull'avanzamento del piano che sul risultato del processo pianificato. Può convenire individuare anche le relazioni di dipendenza tra le attività, per mettere in evidenza quali lavori sono vincolati al termine di attività precedenti o al rilascio di determinati output: documenti, materiale, informazioni, attrezzature. È fondamentale che la pianificazione diventi lo strumento di controllo dell'evoluzione del progetto e come tale deve essere tenuta aggiornata.

Per una pianificazione ed esecuzione efficaci, è utile suddividere il flusso di lavoro in sette passi:
- definire l'obiettivo;
- stabilire le principali aree di pianificazione;
- definire le principali attività (azioni);
- stabilirne la sequenza;
- delegare/eseguire (con *codice d'autorità*);
- monitorare;
- intraprendere azioni correttive.

Per *codice di autorità* si intende il tipo di delega fornita ai collaboratori, che possono godere di totale indipendenza d'azione, essere indipendenti ma con l'obbligo di informare il responsabile oppure autorizzati solo a proporre interventi da sottoporre all'approvazione del responsabile.

5.2.1.1
Diagramma di Gantt

Uno strumento semplice di pianificazione è il Gantt. Prende il nome dall'ingegnere americano Henry Gantt, che lo ideò all'inizio del 1900. Frederick W. Taylor lo introdusse poi nel management scientifico fin dal 1917. Consiste in un diagramma nel quale le attività del progetto sono elencate in riga e le colonne sono le unità dell'asse delle ascisse, su cui si misura il tempo. Questa semplice rappresentazione permette di mostrare qualsiasi successione di operazioni nel tempo, di controllarne lo stato di avanzamento e di verificare il grado di completamento del progetto. Il Gantt è molto utile per progetti relativamente semplici, le cui fasi non sono legate in modo complesso da dipendenze logiche, di prodotto o temporali. La Figura 5.5 ne mostra un esempio semplicissimo.

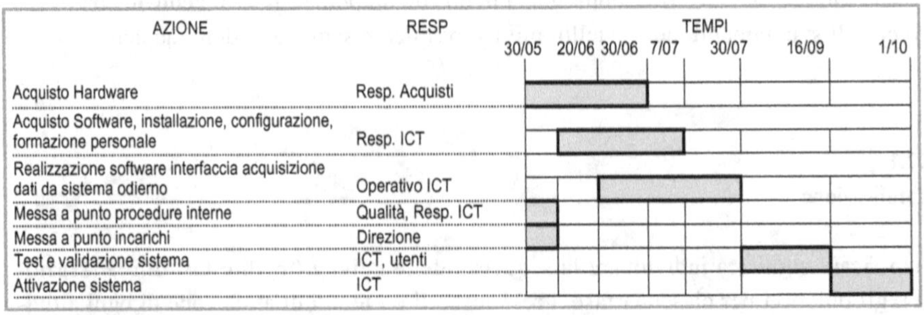
AZIONE
RESP
TEMPI
30/05
20/06
30/06
7/07
30/07
16/09
1/10
Acquisto Hardware
Resp. Acquisti
Acquisto Software, installazione, configurazione, formazione personale
Resp. ICT
Realizzazione software interfaccia acquisizione dati da sistema odierno
Operativo ICT
Messa a punto procedure interne
Qualità, Resp. ICT
Messa a punto incarichi
Direzione
Test e validazione sistema
ICT, utenti
Attivazione sistema
ICT

Fig. 5.5 Esempio di Gantt

5.2.1.2
PERT

Il PERT – acronimo di *Program Evaluation and Review Technique* (tecnica di elaborazione, valutazione e controllo di programmi), coniato nel 1950 negli ambienti della marina americana – è uno strumento di pianificazione utile in progetti in cui le attività hanno complesse dipendenze, perché ne descrive graficamente le relazioni di precedenza logica e temporale. È conosciuto anche come diagramma reticolare, perché consente di esaminare un progetto come una serie di eventi e azioni legati tra loro all'interno di una rete di relazioni.

Per stendere il diagramma di PERT è necessaria la definizione di obiettivi che interagiscano tra loro e di funzioni da eseguire per la loro realizzazione. Si possono anche individuare tre previsioni di tempo (ottimistica, probabile, pessimistica) per il raggiungimento di ciascun obiettivo o sottoprogetto. Lo sviluppo del progetto è illustrato tramite nodi (rettangoli, rombi o cerchi) rappresentanti i singoli compiti o eventi (compiti a durata nulla) e linee rappresentanti le connessioni logiche e temporali. Per ogni compito sono fissate la data di inizio e la fine o la durata necessaria. La descrizione grafica delle dipendenze logiche e temporali consente di individuare il cosiddetto *cammino critico*, cioè la successione di attività che costituisce l'insieme di fasi da cui dipende il successo o il fallimento della pianificazione: un ritardo sul cammino critico ha impatto sulla tempistica generale del progetto. La Figura 5.6 mostra un esempio molto semplice di un PERT per l'introduzione di un sistema hardware/software, in cui sono registrate le date e le durate previste e sono a disposizione i campi per registrare le date effettive.

La rappresentazione grafica della Figura 5.6 non è la sola che si incontra. Si usano anche diagrammi tipo Gantt in cui i vettori sono legati da dipendenze temporali. Nella Figura 5.7 lo stesso esempio della Figura 5.6.

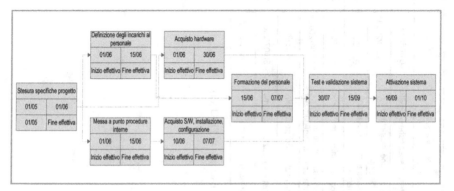

Fig. 5.6 Esempio di PERT (1)

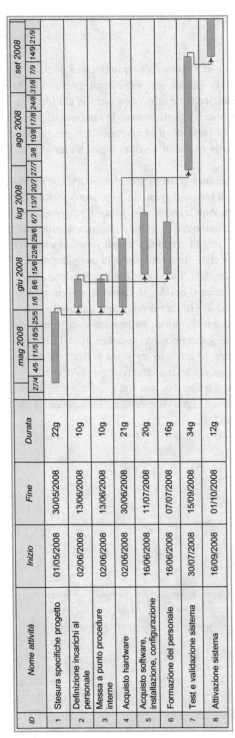

Fig. 5.7 Esempio di PERT (2)

Il PERT consente anche di programmare la ripartizione delle risorse (attrezzature, ore/uomo, accesso a laboratori, altro) e di verificarne l'impiego in fasce temporali definite. Per esempio, le risorse di un laboratorio possono essere impiegate su progetti differenti, per periodi e con coinvolgimenti diversi: un PERT con indicazione per ciascuna attività e ciascun progetto dell'impegno delle risorse consente di avere sotto controllo dove, quanto e per quanto tempo ciascun tecnico o ricercatore è richiesto per le varie attività e di evitare addensamenti di richieste o sovrapposizioni ingestibili. Sono in commercio *software* specifici di aiuto nel disegno delle pianificazioni e nella gestione dei vincoli e delle risorse.

Pianificare un progetto di ricerca

Se parlate di pianificazione a un ricercatore, molto probabilmente – nel migliore dei casi – ne otterrete una reazione di forte scetticismo. È vero: è apparentemente difficile immaginare di programmare attività la cui sequenza e i cui argomenti siano spesso decisi dai risultati ottenuti nelle fasi precedenti. L'idea poi di avere una strada già tracciata e rigida è rifiutata con forza, come un vincolo alla libertà di espressione della creatività e dell'intuizione scientifica. Eppure il rigore del metodo scientifico, che parte dall'osservazione della realtà, genera un'ipotesi di teoria scientifica e porta delle deduzioni da verificare con la sperimentazione, è un percorso comune a tutti i ricercatori universalmente riconosciuto. A questo percorso manca a volte una pianificazione *non dottrinale*, un quadro delle attività da svolgere, messe a grandi linee in dipendenza gerarchica e temporale quando è il caso; uno strumento per chiarire *chi, cosa e quando*, un aiuto per la programmazione dei materiali necessari al laboratorio, un riferimento per tutti i partecipanti e un modo per anticipare eventuali problemi. È utile anche per produrre una griglia di previsione di *milestone* (eventi chiave) e *deliverable* (prodotti e documenti da rilasciare) che gli enti finanziatori, sempre più frequentemente, richiedono per poter valutare in itinere l'andamento del progetto. Insomma, l'uso di schemi semplici può essere di grande aiuto per anticipare alcune criticità, per favorire la comunicazione, ma soprattutto per liberare risorse mentali, altrimenti impiegate in un controllo non facile, a tutto vantaggio della creatività e dell'intuizione scientifica. È vero anche che la pianificazione di un progetto scientifico, per la difficile prevedibilità dei risultati delle singole fasi, necessita più di altri di essere tenuta costantemente aggiornata.

Nella Figura 5.8 è riportata come esempio la pianificazione di un progetto in cui sono coinvolte tre unità di ricerca. Al GANTT sono state aggiunte le frecce nere per indicare le dipendenze temporali di alcune fasi dai risultati di altre. Dalla disponibilità del prodotto della 1.2.1 dipendono la fase 1.3.1 e la 2.2.1, così come la 1.2.2.3 mette a disposizione risultati per la 1.3.2 e la 1.4.2. La suddivisione dei compiti e delle mutue relazioni tra unità ne agevola il coordinamento e mostra la sequenza dei risultati attesi.

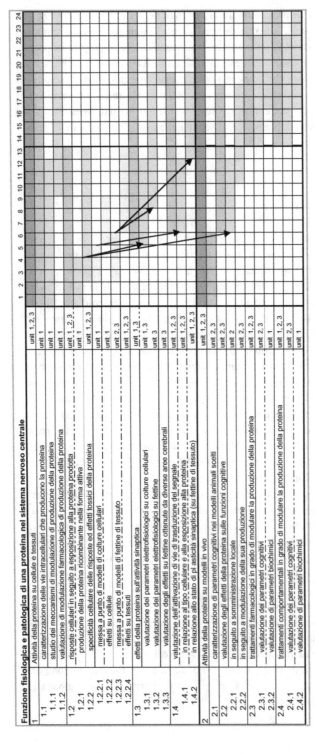

Fig. 5.8 Pianificazione (GANTT) di un progetto di ricerca

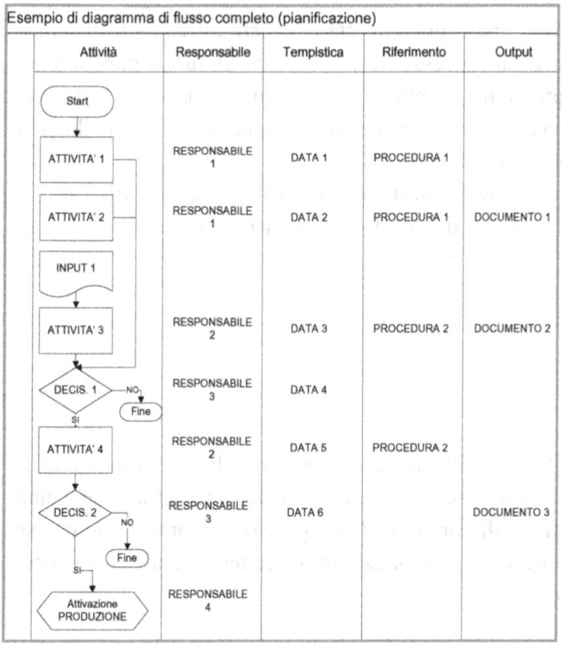

Fig. 5.9 Pianificazione tramite flow chart

5.2.1.3
Flusso di processo (flow chart)

Il flusso di processo (flow chart), già visto nel Capitolo 4 come strumento di problem solving, può essere utilizzato per schematizzare una pianificazione se inserito in una tabella opportuna, come quella indicata nella Figura 5.9: la prima colonna contiene il flusso delle attività previste dalla pianificazione, secondo la classica simbologia; la seconda colonna indica per ogni attività il responsabile incaricato; nella terza colonna vengono annotati i limiti temporali ("entro quando") per ciascuna attività; nella quarta colonna si danno i riferimenti sulle modalità di esecuzione (per esempio, norme di legge, istruzioni operative, manuali di riferimento); nella quinta si indicano i prodotti parziali di ogni attività.

In questa forma possono essere scritte le procedure di un SGQ, che descrivono azioni che si ripetono in modo analogo e che necessitano di una pianificazione uniforme.

5.2.2
Progettazione e verifiche

Tra le metodologie che – da sole o combinate – danno supporto allo sviluppo di progetto, ci sono il *Quality Function Deployment* (par. 5.1.1), la *Progettazione Object Oriented*, il *Robust Design*, la FMEA/FMECA, il Ciclo a V. Hanno lo scopo di sviluppare il disegno del prodotto in modo costantemente coerente con le specifiche, per anticipare i controlli intesi a verificare che il progetto sia adeguato ai requisiti iniziali e garantire la rispondenza ai requisiti di processo. L'applicazione di queste metodologie offre la garanzia che molti dei problemi che normalmente hanno origine nella progettazione siano individuati o non siano generati prima del rilascio del progetto alla produzione – l'erogazione nel caso di servizi.

Verranno di seguito illustrate alcune di queste metodologie, tra le più utilizzate sia nel progetto di prodotti o servizi che in quello dei processi produttivi. È necessario chiarire prima i concetti di *verifica e validazione*.

5.2.2.1
Verifica e validazione

Verifica e validazione sono due termini delicati, quando si parla di qualità: non è facile mantenere chiaro il concetto della differenza tra le due. Le norme d'altra parte danno grande importanza a tutte le attività di controllo di congruenza – come di fatto esse sono – prima del rilascio del progetto alla produzione o del servizio all'erogazione. Vediamone dunque il significato.

Verifica

Per verifica di un progetto si intende l'attività (svolta solitamente tramite test di laboratorio) finalizzata alla rilevazione della rispondenza del prodotto ai vincoli imposti dalla progettazione. In pratica si tratta di controllare, con prove specifiche e accuratamente definite, ciascuna delle caratteristiche che il progetto deve avere per essere coerente con le specifiche concordate con il cliente o definite in base ai requisiti individuati nel mercato e alle scelte aziendali. È in sostanza un controllo "verso monte". Nel ciclo a V, strumento di sviluppo e verifica di un progetto (vedere par. 5.2.2.3), si effettua risalendo lungo il braccio della progettazione: nella Figura 5.12 è la verifica di coerenza della struttura.

Validazione

Per validazione si intende la conferma del soddisfacimento dei particolari requisiti relativi a un impiego specifico, data a seguito di esami e supportata da evidenza oggettiva. In sostanza, si sottopone a validazione un prodotto per vedere se è in grado di sopravvivere nelle condizioni richieste dall'impiego che dovrà svolgere; è dunque una simulazione "verso valle" della vita del prodotto.

Nel caso di prodotti dell'industria manifatturiera, la validazione ha valenza soprattutto di verifica dell'affidabilità, vale a dire della capacità del prodotto di mantenere le sue caratteristiche funzionali durante la vita operativa.

5.2.2.2
FMEA/FMECA

FMEA (o FMECA) è l'acronimo per *Failure Mode, Effect (and Criticality) Analisys* – Analisi dei Modi e degli Effetti (e delle Criticità) di Guasto. È in sostanza un'analisi del rischio, tramite un gruppo strutturato (formale e sistematico) di attività, che identifica le potenziali modalità di guasto, guida nelle necessarie verifiche degli aspetti di progetto per la rimozione delle opportunità di guasto, definisce le relative priorità di intervento e contribuisce a documentare il prodotto/processo. L'efficacia della metodologia è garantita se utilizzata in fase preventiva nello sviluppo del progetto o del processo, individuando le criticità e verificando tutte le scelte progettuali (materiali, forme, funzioni, tecnologie produttive ecc.), ovvero quando c'è tempo e modo di correggere i rischi potenziali.

Nella FMEA di progetto (Design-FMEA o D-FMEA) si prende in considerazione il progetto per identificare scelte di concezione che abbiano potenziali debolezze e per eliminarle o limitarne l'impatto sul cliente finale; la FMEA di Processo (Process-FMEA o P-FMEA) invece ha l'obiettivo di individuare le operazioni del processo produttivo a rischio di indurre difetti nel prodotto e di conseguenza si occupa della correzione, eliminazione o intercettazione degli effetti. Le conseguenze della D-FMEA saranno modifiche di progetto o delle verifiche relative, quelle della P-FMEA saranno principalmente controlli di processo, modifiche di processo o test di *screening* sul prodotto.

Nella pratica, la metodologia prevede che in prima battuta vengano descritti i moduli e le funzioni del progetto/processo da analizzare: per il progetto si tratterà di partire da uno schema a blocchi o funzionale, per il processo da un flusso strutturato di operazioni (flow chart). Per semplicità ci concentriamo sulla FMEA di progetto. Per ogni modulo o funzione, devono essere individuati i modi di guasto ipotetico: "Come può guastarsi e non assolvere alla sua funzione in modo completo, così come richiesto?". Di ciascun modo di guasto si cercano gli effetti e se ne valuta la gravità G: "Cosa accade se si verifica il modo di guasto individuato?". Si percorre dunque un cammino a ritroso individuando quali cause possono essere alla radice di ciascun problema potenziale: "Perché si verifica il guasto?". Per ciascuna causa si cerca di valutare quale probabilità P abbia di presentarsi. A questo punto si ha un quadro completo delle debolezze del progetto e si identificano le verifiche necessarie per intercettarle, con la relativa rilevabilità del guasto R: "Quale test/verifica permette di rilevare il guasto descritto?".

Un percorso analogo si fa per la P-FMEA, analizzando operazione per operazione la sequenza produttiva, individuando gli errori che possono essere commessi, l'effetto sul prodotto, i relativi parametri G, P e R.

Questi tre parametri, i cui valori possono essere codificati secondo tabelle apposite concordate con il cliente o definite in base all'analisi del mercato e dei requisiti del prodotto, danno l'entità del problema, in termini dunque di gravità (G), probabilità (P), rilevabilità (R).

La triade è anche nota sotto altre forme; in inglese, ad esempio, *Severity, Frequency, Detection* oppure ancora *Occurrence, Probability* al posto di *Frequency*. Il prodotto di questi tre parametri $G*P*R$ per ciascuna modalità di guasto fornisce l'*Indice delle Priorità di Rischio* o IPR, un parametro sintetico che caratterizza ogni guasto potenziale e ne indica la pericolosità. In ambiente anglosassone è chiamato *Risk Priority Number* (RPN).

L'indice IPR viene confrontato con un valore soglia, definito in funzione del tipo di prodotto o processo e del livello qualitativo che si vuole ottenere: se l'IPR eccede la soglia stabilita, vengono individuate azioni per ridurre uno dei tre parametri. Sulla *gravità* (impatto sul cliente) si agisce ad esempio tramite ridondanze di progetto. È questo il caso della progettazione avionica, nella quale i sistemi i cui guasti avrebbero un impatto di gravità non accettabile vengono raddoppiati, con l'impiego anche di controlli reciproci tra i due sistemi paralleli. La *probabilità* è ridotta con modifiche del progetto o del processo per eliminare le cause originali di guasto. Per ridurre la *rilevabilità* si agisce in modo concettualmente diverso, nel caso si stia stilando una FMEA di progetto oppure di processo. L'intervento più semplice è quello nella P-FMEA: la rilevabilità in questo caso non è altro che la capacità dei controlli di processo o dei collaudi di intercettare un difetto generato sulla linea di produzione; per migliorarla si dovrà individuare un controllo o un collaudo mirato e introdurlo nel *piano di controllo del processo*, in modo che sia regolarmente effettuato. Nel caso della D-FMEA, rilevare un modo di guasto significa riuscire a intercettare una debolezza di progetto durante le prove di validazione con l'insieme di test che devono dimostrare che il progetto risulti adeguato sia ai requisiti tecnici (quindi funzioni come richiesto), sia alle condizioni climatico-ambientali a cui è destinato. Un difetto di progetto non individuato nella fase di validazione verrà replicato in tutta la produzione, con le conseguenze negative quantificate dagli altri due parametri G e P. Per migliorare la rilevabilità delle modalità di guasto, si modifica dunque il *piano di validazione* con opportuni test mirati.

A titolo di esempio, la Tabella 5.1 per la D-FMEA guida nell'attribuzione dei punteggi per la *gravità* dell'effetto sul cliente, la *probabilità* che il difetto si presenti e la *rilevabilità* del difetto ai test di validazione del progetto. La probabilità è misurata in ppm = *Parti difettose Per Milione* di prodotti sul mercato. Si fa riferimento alle informazioni di difettosità dal mercato di prodotti analoghi per complessità e tecnologia.

Nella Figura 5.10 è mostrato un esempio estratto da una P-FMEA in cui sono valutati i rischi di contaminazione in una linea di produzione di farmaci. La gestione degli indici è semplificata, senza togliere significato alla valutazione del rischio. Per rischi medi o alti sono individuate opportune azioni e valutati gli aspetti più rilevanti.

I difetti rilevati sul campo nell'uso del prodotto sono costantemente oggetto di analisi e correzione. Se l'origine del difetto è una debolezza di progetto, la metodologia vuole che sia aggiornata la D-FMEA con l'inserimento del modo di guasto non individuato in fase di sviluppo; il piano di validazione di conseguenza dovrà essere integrato con i test necessari per mantenere sotto controllo il progetto, eventuali riprogettazioni (in seguito a modifiche di modello, di funzione ecc.) e le progettazioni analoghe. Allo stesso modo, se il difetto sul campo indica una debolezza di processo, guasto e modifiche al piano di controllo saranno registrati sulla P-FMEA. Ogni disavventura sul campo si trasforma così in un capitale di prevenzione che l'azienda può e deve sfruttare su tutti i prodotti.

Tabella 5.1 Attribuzione di indici di rischio

	Gravità		Probabilità	Rilevabilità
Punteggio	Effetto	Criterio: gravità dell'effetto		
10	Rischio senza preavviso	Rischio per vite umane, deterioramento del sistema. Mancato rispetto di leggi e normative obbligatorie. No preavviso	Difetto > 300 ppm	Difetto non rilevato
9	Rischio con preavviso	Rischio per vite umane, deterioramento del sistema. Mancato rispetto di leggi e normative obbligatorie. Preavviso	Difetto < 200 ppm	Difetto che può essere visto solo in condizioni limite con test specifico
8	Molto severo	Perdita di funzioni primarie del prodotto	Difetto < 300 ppm	come sopra
7	Severo	Prodotto funzionante con livelli di prestazione ridotti, cliente molto insoddisfatto.	Difetto < 150 ppm	come sopra
6	Moderato	Prodotto funzionante, ma con forti disagi del cliente. Cliente insoddisfatto	Difetto < 100 ppm	Difetto che può essere visto solo in condizioni limite da più test
5	Basso	Prodotto funzionante, ma con labili disagi del cliente. Cliente parzialm. insoddisfatto	Difetto < 60 ppm	come sopra
4	Molto basso	Difetto estetico notato dalla maggioranza dei clienti (<75%)	Difetto < 40 ppm	Dif. intermittente
3	Trascurabile	Difetto estetico notato da circa la metà dei clienti	Difetto < 30 ppm	come sopra
2	Molto trascurabile	Difetto estetico notato da una minoranza di clienti (<25%)	Difetto < 20 ppm	Difetto che può essere visto da uno o più test
1	Nessuno	Nessun effetto percepibile dal cliente	Difetto <10 ppm	come sopra

Foglio di lavoro:
N° Documento
Legenda:

RISCHIO CONTAMINAZIONE
<codice>
Rischio totale ALTO
Rischio totale MEDIO

Severità	Rilevabilità	Probabilità
3=alta	1=immediata	3=alta
2=media	2=ritardata	1=bassa
1=bassa	3=nulla	

Rischio totale	
IPR = 1, 2, 3, 4	basso
IPR = 6, 9	medio
IPR = 12, 18, 27	alto

Tipo Malfunzionamento / Deviazione	Possibili Cause	Effetto	S	R	Note	P	Note	IPR	Rischio totale	Note	Attive	Da prevedere / attivare	Azioni correttive e preventive richieste (si/no)	Aspetto (critico/rilev.)	Rischio totale
OPERATORE															
10.2. Innalzamento temperatura al di sopra dei limiti previsti in estate	Malfunzionamento dell'impianto di condizionamento condizioni ambientali eccezionali (non prevedibili)	Possibile degradazione dei prodotti presenti nel reparto	2	3	Severità media: il periodo di permanenza del prodotto nel reparto di produzione durante le fasi del processo è breve, ma le escursioni di temperatura possono essere molto elevate Rilevabilità: esistono sonde di misura temperatura per la gestione del condizionamento non collegate a registratori	3	Sistema controllato e qualificato (IQ/OQ/PQ-057 3-01-01) La probabilità di condizioni ambientali eccezionali è alta per il periodo estivo	18	alto		Non lasciare presente il prodotto nei reparti in caso di spegnimento dei condizionamenti durante il periodo estivo (aspetto gestito con la programmazione delle lavorazioni)	Effettuare la registrazione delle temperature dei locali di produzione per monitoraggio delle temperature. *Vedi azioni correttive e preventive (Altro)*	x (si)	x attività strumenti (critico)	
10.3. Abbassamento della temperatura al di sotto dei limiti previsti in inverno	Malfunzionamento dell'impianto di condizionamento condizioni ambientali eccezionali (non prevedibili)	Possibili problemi per le proprietà fisiche delle polveri o materiali di confezionamento	1	3	Severità bassa: i prodotti presenti non mostrano problemi particolari a temperature basse, considerando che resta praticamente non possibile raggiungere temperature al di sotto di 0°C Rilevabilità: esistono sonde di misura temperatura per la gestione del condizionamento non collegate a registratori	3	Sistema controllato e qualificato (<codice>) La probabilità di condizioni ambientali eccezionali è alta nel periodo invernale	9	medio		Sistema HVAC sotto controllo secondo le verifiche previste dal relativo piano di manutenzione I 016 Piani di manutenzione e gestione per utilities impianti dei reparti PH-TO (HVAC Centrale di pesatura) Impianto HVAC-Centrale Pesatura qualificato (<codice>)	Effettuare la registrazione delle temperature dei locali di produzione per monitoraggio delle temperature. *Vedi azioni correttive e preventive (Altro)*	x (si)	strumenti (rilev.)	

Fig. 5.10 Estratto da P-FMEA in un'officina farmaceutica

Una FMEA non correttamente eseguita

Da www.tgcom.it del 5/10/2004

"Ha vissuto un'ora di panico un automobilista costretto a viaggiare a 200 km/h sull'auto-strada francese A71 a causa di un guasto informatico del controllo elettronico della velocità, che continuava a crescere. L'uomo non poteva frenare né spegnere il motore. Con il cellulare ha allertato i gendarmi di Vierzon, che hanno spedito alcune volanti all'inseguimento. Poi è riuscito a rallentare togliendo e inserendo la carta con il microchip di accensione. Solo dopo oltre 150 chilometri percorsi a folle velocità il trentenne francese è riuscito a fermare la sua Vel Satis. In alcuni tratti è stato costretto dal traffico a sorpassare i veicoli ovviamente più lenti utilizzando la corsia di emergenza. Il rischio più grave era che l'auto non riuscisse a fermarsi prima del casello per il pagamento del pedaggio e per evitare una strage i gendarmi avevano preventivamente fatto evacuare tutte le postazioni, lasciando le barriere alzate.

Il presidente di Renault, Louis Schweitzer, ha affermato che si tratta di 'un inconveniente estremamente improbabile'. 'Ogni volta che si sente parlare di un incidente – ha precisato – lo si studia per il principio di precauzione. Ma, per come viene descritto, questo mi stupisce e mi pare molto improbabile'. L'auto è stata riportata in fabbrica per le perizie. La Renault fa notare che quel modello della Vel Satis è munito di regolatore di velocità che può essere disinserito semplicemente premendo il pedale del freno o usando un pulsante sul volante".

Un guasto inaspettato che provoca un problema incontrollabile, ad altissimo rischio per il conducente, persone e mezzi circostanti. La FMEA ha proprio lo scopo di analizzare preventivamente in dettaglio tutti i guasti possibili per eliminarne le cause o ridurne gli effetti. Evidentemente ai progettisti dell'auto di alta gamma Renault è sfuggito un meccanismo di guasto a occorrenza bassa ("estremamente improbabile", dice il presidente), rilevabilità bassa (mai visto ai test di validazione), ma a gravità altissima per l'impatto sulla sicurezza.

5.2.2.3
Ciclo a V

Il Ciclo a V prende nome dalla rappresentazione grafica utilizzata per svilupparlo (Fig. 5.11). Il primo ramo della "V", discendente, è lo sviluppo del progetto, il secondo ramo, ascendente, è la verifica. Il Ciclo a V consente di controllare in modo organico le prestazioni funzionali, attraverso uno sviluppo metodologico del progetto: si parte dalle specifiche funzionali, quindi dalla descrizione delle funzioni che deve svolgere il prodotto, con le relative caratteristiche (per esempio velocità di esecuzione, portata di flussi, temporizzazioni).

Si segue un procedimento *top-down,* raffinando progressivamente il dettaglio delle specifiche: per esempio, il progetto viene suddiviso in funzioni, a loro volta suddivise in moduli e questi in componenti. La suddivisione segue un preciso formalismo per definire input, output, risorse, regole per ogni elemento – analogamente alla descrizione di un processo, di cui è in

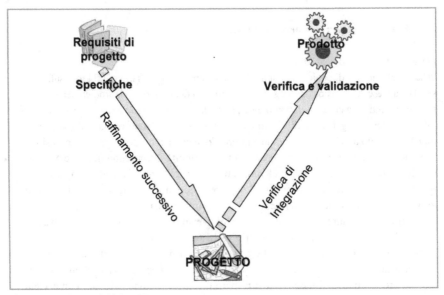

Fig. 5.11 Principio del Ciclo a V

effetti un esempio – e per descrivere le interazioni tra gli elementi. Le regole garantiscono che si mantenga coerenza con la descrizione del livello superiore e congruità alle specifiche. In questo modo si costruisce un albero dal generale al particolare, e dal punto di vista della metodologia si scende lungo il primo ramo della "V": il ciclo di raffinamento successivo.

La risalita lungo il secondo ramo della "V" – dunque la verifica o la validazione, a seconda di come si è orientati ai controlli – consiste nel controllo della funzionalità dei componenti più elementari secondo la descrizione stesa nella fase di sviluppo (funzionale, completo). Si prosegue verificando i moduli: a questo punto le singole funzionalità degli elementi che compongono i moduli sono già state provate ed è sufficiente una verifica delle corrette interazioni tra elementi, per aspetti come la comunicazione o l'utilizzo di risorse comuni; si completa con il controllo della funzionalità a livello di dettaglio della descrizione del modulo. Questa fase prende il nome di *verifica di integrazione*. Allo stesso modo e dunque con analoga verifica di integrazione si procede per i livelli di aggregazione superiori. La Figura 5.12 mostra un semplicissimo esempio di ciclo a V applicato allo sviluppo di un libro e relativa correzione delle bozze, mentre la Figura 5.14 del par. 5.4.2.1 ne illustra l'applicazione nella convalida di processo nell'ambito farmaceutico secondo la norma GAMP.

5.2.2.4
Affidabilità

Per affidabilità si intende l'attitudine di un prodotto a fornire la prestazione richiesta, senza guasti o inconvenienti, per un determinato periodo di funzionamento, in condi-

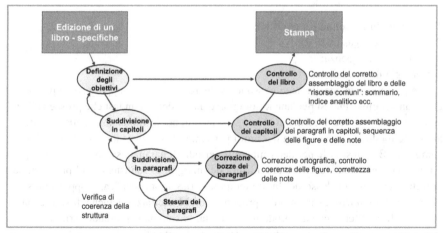

Fig. 5.12 Applicazione del Ciclo a V allo sviluppo di un libro

zioni stabilite. Per verificare che il progetto concepito possa garantire l'affidabilità richiesta, si svolgono le prove di validazione.

I test sul prodotto per determinarne la conformità alle esigenze dell'utilizzatore sono di due tipi:

- tecnici: *range* di temperatura, vibrazioni, esposizione ad agenti chimici, urti meccanici, ecc.
- climatici: durata di vita del prodotto nelle condizioni tipiche e nelle condizioni estreme.

Simulare la vita di un prodotto nelle condizioni di uso serve a individuare eventuali debolezze di progetto o di processo di fabbricazione e di conseguenza a tutelare il cliente da malfunzionamenti, almeno durante il periodo di garanzia. Per un prodotto usato saltuariamente è sufficiente concentrare in un'unica soluzione di funzionamento continuato il tempo d'uso netto per il periodo che si vuole valutare: un tostapane o un phon sono usati in media poche decine di minuti al giorno e dunque la simulazione di vita può ridursi a un funzionamento ininterrotto per 20-30 giorni. Per prodotti che sul mercato avranno un funzionamento pressoché continuo, questo approccio è ovviamente inapplicabile. Si ricorre allora a condizioni di accelerazione, in grado cioè di anticipare l'invecchiamento dei prodotti e dunque di condensare in un tempo inferiore la durata della loro vita. Il più comune è la temperatura, ma sono utilizzate anche le vibrazioni, l'esposizione ad agenti corrosivi o all'umidità, nel caso di dispositivi elettrici l'impiego di tensioni o correnti superiori ai valori tipici. Un campione opportuno di prototipi significativi del progetto, nel caso di validazione di progetto, o della produzione, nel caso di validazione della produzione, è sottoposto a funzionamento in presenza di una condizione di accelerazione temporale i cui valori siano molto prossimi al limite superiore previsto a specifica di prodotto. Il fattore di accelerazione della temperatura è calcolato applicando l'equazione di Arrhenius.

$$k = Ae^{-E/RT}$$

dove:

k = coefficiente di velocità;

T = temperatura assoluta (in gradi K);
R = costante dei gas (8,29 J);
A = fattore di frequenza;
E = energia di attivazione.

Le prove di vita accelerata si possono svolgere in sequenza oppure se ne può sce-gliere un sottoinsieme. Si può anche sottoporre un prodotto a un test che prosegua fino ai primi guasti, invece di fermarsi al tempo calcolato per la valutazione della vita utile: in questo modo si fa una ricerca dei limiti per temperatura, per vibrazione, per stimoli combinati. È un test utile per determinare il periodo di garanzia se non definito a spe-cifica, ma soprattutto per avere una misura dei margini di robustezza del progetto: se la rottura avviene a ridosso del limite temporale fissato a specifica, è opportuno stu-diare soluzioni di irrobustimento del progetto, perché oscillazioni anche di valore mar-ginale delle caratteristiche del prodotto nella vita, se sommate, potrebbero ridurre ulte-riormente gli scarsi margini e provocare guasti nella vita utile.

Qualche esempio di test di vita accelerata:
- immagazzinamento ad alta temperatura;
- prove funzionali alla massima temperatura di impiego;
- prove funzionali combinate temperatura e vibrazioni;
- cicli o shock termici in condizioni non operative;
- *Higly Accelerated Life Test/Highly Accelerated Stress Screening* – HALT/HASS.

Più complesso parlare di validazione nel caso che il prodotto sia un servizio: è impossibile fare prove che ne simulino l'erogazione nei termini realistici in cui verrà realizzato. Le strade sono diverse: si può simulare l'erogazione del servizio con una sorta di "prova generale di funzionamento" o con semplici sistemi di simulazione; si può scegliere di fornirlo a un gruppo ristretto e selezionato di utenti, in forma speri-mentale, oppure di fare una rapida valutazione della soddisfazione del cliente e degli indicatori stabiliti a breve termine dall'inizio dell'erogazione.

I problemi o le debolezze di progetto eventualmente individuati con le prove di valida-zione devono essere oggetto di specifici piani di miglioramento e rientrare nella gestione organica della qualità del progetto: deve esserne tenuta traccia nella FMEA e nella documen-tazione di sviluppo. Il rilascio del progetto alla produzione avviene solo quando la validazio-ne ha esito totalmente positivo; eventuali deroghe devono essere concordate con il cliente o nel caso di prodotti sul libero mercato con la direzione, insieme a un piano di supporto per le inadeguatezze, di correzione dei difetti e di recupero della congruenza con i requisiti. Allo stesso modo le segnalazioni raccolte nel periodo di erogazione per la validazione di un ser-vizio devono essere oggetto di piani d'azione per il tamponamento e la correzione.

Prove di stabilità in farmaceutica

Per i farmaci l'affidabilità riguarda soprattutto le caratteristiche di protezione della confezione, che contribuiscono a determinarne la data di scadenza e la definizione delle prescrizioni di conservazione. L'approccio alla stabilità è armonizzato in tutto il mondo secondo la normativa ICH Q1A ed. 2 emessa da ICH (International Conference of Harmonisation), che definisce le condizioni climatiche di conservazione nel tempo:

il mondo è suddiviso in 4 zone climatiche (l'Italia è in fascia climatica 2), per ciascuna delle quali sono definiti i livelli di controllo e le modalità di test.

Le prove di stabilità sono di due tipi: accelerate e *on-going*. Le prime si effettuano al lancio del prodotto e a ogni modifica intervenuta: i campioni di tre lotti differenti sono sottoposti a condizioni climatiche estreme (per esempio, temperatura 40°C ± 2 e umidità 75%RH ± 5) per un periodo fissato (per esempio, 6 mesi). I controlli sono effettuati a intervalli prefissati (per esempio, 0, 3, 6 mesi).

Le prove di stabilità *on-going* si effettuano prelevando almeno un lotto all'anno, conservandolo nelle condizioni nominali (per esempio, temperatura 25°C ± 2, umidità 60%RH ± 5) per il periodo di validità e sottoponendolo a controlli per il primo anno ogni 3 mesi, per il secondo anno ogni 6 mesi, per gli anni restanti 1 volta all'anno.

In modo analogo e secondo precisi standard, si valuta la fotostabilità degli involucri dei medicinali che, in presenza di luce, devono mantenere nel tempo le caratteristiche chimiche dei principi attivi, la protezione del contenitore, la leggibilità di marchi e indicazioni e, in ultima analisi, le caratteristiche estetiche.

I dati raccolti sono elaborati con tecniche statistiche per determinare la previsione di degenerazione dei parametri fuori dai limiti di specifica e dunque determinare la data di scadenza. Le eventuali modalità di conservazione devono essere espresse come condizioni definite: ad esempio, non è tollerata la dicitura "conservare in luogo fresco e asciutto", che deve essere sostituita con indicazioni di "temperatura non superiore a...", "umidità non superiore a...".

I dati raccolti e utilizzati dagli studi di stabilità entrano a far parte della documentazione inviata alle Autorità Regolatorie per l'autorizzazione alla produzione.

5.2.2.5
Riesame della progettazione (Design Review)

Il *riesame della progettazione* è un'analisi formale, sistematica, documentata e critica del progetto. Il suo scopo è quello di valutare il progetto per assicurarsi che siano stati raggiunti gli obiettivi programmati di affidabilità, qualità, sicurezza, volumi di produzione, manutenibilità, costi. Ha inoltre lo scopo di individuare i problemi e le inadeguatezze del progetto in modo da avviare le eventuali azioni correttive necessarie a eliminarli. È maggiormente efficace se svolto da gruppi interfunzionali che raccolgano tutte le competenze necessarie allo sviluppo completo e, quando possibile, anche non direttamente coinvolte nella progettazione. L'esito positivo consente il rilascio del progetto alla produzione.

5.3
Qualità in approvvigionamento

La *gestione dei fornitori* si occupa della definizione dei fornitori critici, della definizione dei criteri per la loro scelta, della creazione di un *albo dei fornitori*, fino all'eventuale utilizzo di tecniche di *vendor rating* e *quality agreement*. Vediamo uno per uno questi compiti.

5.3.1
Definizione dei fornitori critici

La garanzia della qualità del prodotto finito passa anche e soprattutto attraverso il controllo delle materie prime o, più in generale, delle risorse materiali usate per la sua realizzazione. Non tutto quello che viene acquistato deve sottostare alle procedure e ai controlli di qualità, errore che spesso si compie per eccesso di zelo. La prima analisi che deve essere fatta riguarda i materiali di acquisto che hanno influenza o impatto sulla qualità finale del prodotto. Per fare un esempio classico, i reagenti chimici per il processo produttivo o i principi attivi di un farmaco sono ovviamente materiale da tenere sotto controllo, mentre si può serenamente evitare di occuparsi della qualità delle forniture di carta per fotocopie e dei relativi fornitori. I fornitori di carta saranno invece da inserire nelle procedure di controllo di qualità se l'organizzazione è una legatoria.

5.3.2
Definizione dei criteri per la scelta di fornitori e forniture

La scelta del fornitore deve essere accuratamente svolta secondo un processo controllato e concordato, in cui siano chiari i parametri di valutazione, cioè le caratteristiche che il fornitore deve avere e le garanzie che può fornire, per il prodotto e per il servizio offerti.

Una volta individuato l'insieme di forniture che deve essere soggetto alle procedure di qualità, per ciascuna si devono individuare i requisiti, vale a dire le caratteristiche che ne determinano la qualità e l'impatto sul processo produttivo e sul suo risultato. La purezza di un principio attivo per un farmaco è un requisito da tenere sotto controllo, così come le relazioni e i rapporti con il relativo fornitore.

È la progettazione che emette, insieme alla descrizione del prodotto, anche le specifiche di acquisto: sono la descrizione tecnica delle forniture, comprensiva delle modalità di verifica. Spetta invece ad altri settori aziendali la definizione delle specifiche logistiche (le modalità di consegna, i tempi di approvvigionamento, ecc.) e le modalità di pagamento. I responsabili dell'approvvigionamento in questo modo avranno a disposizione la descrizione completa di come interagire con i fornitori e come valutarne le prestazioni in ottica qualità. Sulla base degli stessi dati, verranno effettuati i controlli del materiale consegnato o dei servizi di cui si usufruisce.

5.3.3
Qualifica e albo dei fornitori

Il fornitore deve quindi essere oggetto di una qualifica, solo in seguito alla quale sarà autorizzato a fornire il materiale concordato all'organizzazione. Per *qualifica del fornitore* si intende la verifica della capacità del fornitore di rispondere ai criteri definiti dal cliente per quanto riguarda:

- prodotto;
- servizio;
- sistema di gestione.

In genere la fase di qualifica richiede la consegna di informazioni e di campioni significativi della produzione provenienti da lotti diversi, corredati della documentazione che attesta i controlli e relativi risultati, su cui l'organizzazione effettua le prove che ritiene opportune: possono riguardare qualità e affidabilità del prodotto, prove di montaggio, passaggio nelle linee di produzione, manipolazione ecc.

L'organizzazione è tenuta a gestire un registro dei fornitori qualificati chiamato *albo dei fornitori* e ad aggiornarne periodicamente la valutazione, per assicurare che i requisiti di qualità perdurino nel tempo.

5.3.4
Quality agreement

Un modo per assicurare una gestione chiara, efficace e congiunta tra organizzazione e fornitore degli aspetti di qualità della fornitura è stilare un *contratto per la qualità*, nel quale siano specificati nel dettaglio gli accordi in termini quantitativi sui livelli di qualità e sulle conseguenze contrattuali del mancato raggiungimento degli obiettivi. È la formalizzazione completa dell'ingresso della qualità a pieno titolo nei rapporti cliente/fornitore, a pari dignità dei parametri di costo e livello di servizio.

L'accordo sulla qualità può essere fatto con un documento singolo col fornitore o con un capitolato generale per tutti i fornitori. Gli aspetti principali trattati sono, oltre ai criteri e alle modalità di qualifica del fornitore, dei suoi singoli prodotti e delle relative modifiche, i controlli e le registrazioni dei prodotti, i livelli e le modalità di gestione della conformità dei prodotti (azioni correttive e di miglioramento, tempi di reazione), il monitoraggio e la gestione delle prestazioni negative, con le eventuali penali o penalizzazioni.

5.3.5
Vendor rating

Con questo termine si fa riferimento a una metodologia di classificazione in graduatoria dei fornitori, per mantenerne sotto controllo le prestazioni nella globalità. Il processo di valutazione porta all'assegnazione a ciascun fornitore qualificato di un *Indice di Vendor Rating* complessivo (IVR) e di indici parziali relativi ad aspetti giudicati importanti; essi possono essere, in un crescendo di coinvolgimento del fornitore nei processi del cliente, la puntualità nelle consegne, la qualità dei prodotti, la correttezza delle forniture, la reattività ai cambiamenti della programmazione, la capacità di sviluppo tecnologico, il supporto allo sviluppo indipendente o congiunto di nuovi prodotti. Nel caso di organizzazioni complesse i fornitori possono essere suddivisi per classi merceologiche. La valutazione del fornitore poi è comunicata in modo trasparente e motivante per il fornitore, in modo da incentivarne il miglioramento e guidarne lo sviluppo.

5.4
Qualità in produzione

Vediamo nel dettaglio le attività, i processi, gli strumenti e qualche argomento correlato alla gestione della qualità nel reparto produttivo di un'azienda (Fig. 5.13). Se il prodotto è un servizio, il reparto produttivo non esiste come luogo fisico, ma è composto dal personale, dagli strumenti, dalle infrastrutture che generano realmente il servizio. In ogni caso avremo a che fare con un processo, che riceve in ingresso il materiale e genera il prodotto/servizio, e con il prodotto/servizio stesso consegnato o erogato al cliente.

Tutti gli aspetti che concorrono al processo produttivo dunque devono essere tenuti sotto controllo, devono garantire prestazioni in linea con quanto previsto e un costante processo di miglioramento.

Le risorse umane acquisite devono essere adeguatamente addestrate al compito previsto. Devono essere inquadrate nelle loro capacità, confrontate con la figura-tipo prevista per il ruolo che ricoprono e opportunamente formate nel caso ci siano discrepanze (rif. cap. 6 della norma ISO 9001). La gestione del personale sulle linee produttive prevede periodici controlli sull'adeguatezza del personale e tabelle – a volte dette di equipollenza – nelle quali sono registrate le competenze e la formazione degli operatori, insieme alle qualifiche per le operazioni di linea, se previste.

La strumentazione, i sistemi, le attrezzature, le linee produttive devono essere validate: bisogna dimostrarne, attraverso opportuni test, la capacità di svolgere i lavori e mantenere i livelli qualitativi necessari. Occorre che siano periodicamente calibrate e sottoposte a manutenzione per garantirne la precisione: la manutenzione preventiva – controlli, sostituzione di parti obsolete, pulizie ecc. – garantisce il contenimento dei rischi di fermo produzione. All'interno del Sistema Qualità Toyota è stato sviluppato un metodo di gestione e controllo delle attrezzature di produzione

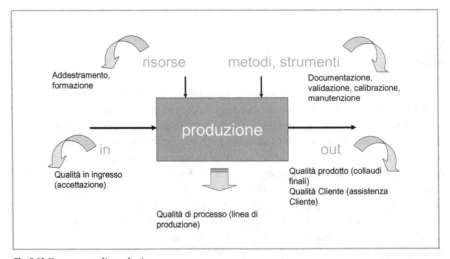

Fig. 5.13 Il processo di produzione

denominato *Total Productive Maintenance* – TPM, che ha avuto grande diffusione dall'inizio degli anni '90.

Facile l'applicazione di questi accorgimenti per i servizi: un servizio di sportello utilizzerà sicuramente un PC di supporto, con opportuni programmi. Il programma sarà validato prima dell'inizio dell'erogazione del servizio. Nel caso del servizio non ci sono parametri fisici che si possano degenerare e per i quali sia necessaria una calibrazione, ma la manutenzione del PC può prevedere la sostituzione temporizzata del toner della stampante, la pulizia periodica della memoria (disco), i controlli standard sull'integrità del *file system* e così via. I dati relativi al servizio memorizzati sul computer devono essere oggetto di periodici back up e di protezione.

Venendo al processo produttivo in sé, sono da tenere sotto controllo i materiali in ingresso, il funzionamento delle attività che lo compongono, l'adeguatezza del prodotto in uscita e del servizio presso il cliente. Di queste macro categorie ci occuperemo nel seguito del capitolo di *qualità in accettazione, qualità di processo, qualità di prodotto* e *qualità cliente*.

Prima di proseguire, vediamo alcune definizioni utili dei termini che si useranno: caratteristica, parametro, processo in controllo e in *capability*, nel box che segue. Mantenere o esercitare un controllo sul processo significa confinare le variabili del processo – le caratteristiche del processo e i parametri del prodotto – ai valori compresi entro i limiti teorici stabiliti dal progetto e dagli accordi con il cliente, in modo da soddisfare i requisiti di qualità e di costo del prodotto. L'obiettivo è dunque avere un processo in stato di controllo: il processo capace sarà maggiormente in grado di mantenere l'adeguatezza agli obiettivi e sarà più resistente alle variazioni accidentali.

Alcune definizioni

Caratteristica di prodotto
- Qualsiasi proprietà dimensionale, di forma, meccanica, elettrica, fisica, chimica, visiva ecc. che può descrivere qualitativamente e quantitativamente il *prodotto*.
  Si distinguono in
  - caratteristiche per variabili: misurabili;
  - caratteristiche per attributi: valutabili come conformi/non conformi.

Parametro di processo
- Variabile misurabile del *processo* produttivo, la cui variazione dai limiti di controllo prescritti cambia le caratteristiche del *prodotto* e ne influenza la conformità.

Processo in stato di controllo (statistico)
- evolve nel tempo secondo pura casualità;
- la sua centratura, dispersione e forma sono prevedibili su base storica.

Processo capace (*in Capability*)
- il più possibile *centrato* rispetto alle tolleranze prescritte;
- *poco disperso* rispetto alle tolleranze prescritte.

5.4.1
Qualità in accettazione

I difetti di fornitura possono causare scarti durante il processo produttivo o al collaudo finale, con la necessità di rilavorazioni per il recupero oppure perdite secche per rottamazione. A causa della parziale efficienza del filtro dei collaudi, possono inoltre procurare problemi di difetti presso il cliente/mercato.

Controlli in accettazione in una fabbrica di... gelati

Per fare gelati buoni, anche in ambito industriale, servono materie prime fresche e di qualità, che presentano un problema di gestione analogo ai principi attivi o ai materiali biologici: il pericolo di contaminazione batterica. In una fabbrica di gelati, le materie prime in arrivo (latte, uova, panna, yogurt) sono campionate per un'analisi immediata mirata alla verifica dell'assenza di contaminanti. Data la rapida scadenza dei prodotti freschi (5 giorni per il latte e la panna, 1-2 settimane per lo yogurt e le uova), la produzione non può aspettare l'esito degli esami microbiologici, che richiedono da qualche giorno a una settimana. Si opera dunque una tracciabilità accuratissima dei lotti di materie prime rispetto ai lotti di produzione, in modo che in ogni momento si possano isolare con sicurezza le unità di prodotto interessate da un lotto di materia prima trovato sospetto o addirittura contaminato batteriologicamente.
Allo stesso modo si prelevano campioni di materiale semilavorato (le creme, le ricoperture di cioccolato) lungo il corso della produzione, allo scopo di effettuare controlli analoghi, in tracciabilità con il prodotto finito immagazzinato nelle celle frigorifere di fine linea. È infatti programmato un periodo di almeno una settimana di permanenza dei gelati confezionati in questi magazzini, prima che siano completate tutte le analisi microbiologiche previste e dunque i lotti siano rilasciabili al commercio.

I fornitori garantiscono collaudi particolari e una difettosità residua minima, il tutto concordato con l'azienda. Si dice che consegnano in *autocertificazione*: garanzia di un livello concordato di qualità di sistema, di processo e di controlli in uscita. L'azienda poi, con un'opportuna valutazione costi/benefici, deciderà che tipo di controlli eseguire per l'accettazione delle consegne dei fornitori. Si definisce *campionamento* il processo secondo il quale un intero lotto viene valutato mediante il prelievo e il successivo collaudo di un insieme limitato di elementi (*campione*). Si controllano *campioni* da lotti omogenei di materia prima o semilavorati; la dimensione del campione dipende dagli obiettivi di difettosità residua. Allo scopo di decidere se accettare o rifiutare il lotto, si confronta la percentuale di difettosità del campione con il livello obiettivo, scartando l'intero lotto se risulta superiore. I test sul campione possono essere fatti con controllo per attributi oppure per variabili. La valutazione della difettosità per campionamento è il criterio principe, ma va integrato con considerazioni sul fornitore, sul suo

livello di qualità e sulla frequenza degli incidenti di qualità dovuti al materiale specifico o al fornitore stesso.

Per avere una garanzia a copertura completa degli effetti della sua qualità sul processo e sul prodotto finale, il materiale in ingresso andrebbe verificato al 100%, nonostante i collaudi e i controlli cui è tenuto ciascun fornitore prima della consegna. Un
controllo completo ha un costo che può essere molto alto, sia in termini di tempo che
di risorse dedicate (umane e strumentali) e viene mantenuto solo in casi particolari,
quelli in cui il rischio vada a incidere sulla salute pubblica. È il caso di materiali biologici, principi estratti da organi animali potenzialmente contaminati o materie prime
fresche, come latte o uova nell'alimentare, per i quali si pone anche il problema dell'a-
nalisi batteriologica.

5.4.1.1
Controllo per attributi

Si utilizza quando le caratteristiche di un materiale non possono essere rappresentate
numericamente, ma solo con una proprietà di conformità o non conformità: caratteristiche di questo tipo sono dette *attributi*. L'applicazione del controllo per attributi è frequente nel valutare i servizi, dato che in questi casi le grandezze in gioco non sono
facilmente misurabili su scala numerica.

Come è evidente, il controllo per attributi, trattandosi di un filtro "passa/non passa",
è più semplice sia nella realizzazione che nella gestione – e quindi costa meno! – ed è
praticamente indenne da errori di misura. D'altro canto, le informazioni che gestisce e
fornisce sono limitate, con il rischio che difetti macroscopici possano passare il filtro. Per
evitarlo, si aumenta la dimensione del campione analizzato, di fatto riducendo parzialmente il vantaggio economico con il maggiore impiego di tempi e risorse.

5.4.1.2
Controllo per variabili

Il controllo per variabili prende in considerazione i parametri che sono misurabili
numericamente, come peso, dimensione, volume, ecc. La maggior parte dei materiali
dell'industria manifatturiera è classificabile per variabili.

Il controllo per variabili richiede un campione di dimensioni contenute e fornisce
molti dati, utili all'estrazione di informazioni per diversi scopi: il monitoraggio fine
delle forniture e dei fornitori, la possibilità di individuare una tendenza di miglioramento o peggioramento, le segnalazioni tempestive per interventi rapidi di correzione.
D'altro canto si tratta sempre di rilievi non semplici per l'impiego di personale e attrezzature per il tempo necessario alle misure, dunque più costosi. Sono sempre in aggua-
to i rischi di errore nelle misurazioni ed è imperativo uno stretto controllo della calibrazione e manutenzione degli strumenti, oltre che dell'addestramento del personale
addetto.

Controllo per attributi e per variabili in un prodotto farmaceutico

In un'azienda farmaceutica si controllano come attributi le caratteristiche del materiale che servirà al confezionamento: adeguatezza della stampa, conformità dei colori, correttezza del testo.

Saranno invece soggetti a un controllo per variabili le caratteristiche chimiche delle materie prime per il farmaco: titolo del principio attivo, presenza di umidità nelle polveri, prodotti di degradazione degli eccipienti.

5.4.1.3
Piani di campionamento e di qualità in accettazione

Tutte le scelte e le modalità dei controlli sono di solito raccolte in un *piano di campionamento*. Si definisce piano di campionamento l'insieme delle regole che stabiliscono l'entità del campione da estrarre dal lotto in esame e le soglie di accettazione e di rifiuto. Il *piano di qualità in accettazione* raccoglie il piano di campionamento per i prodotti che si è deciso di tenere controllati, i parametri da controllare e le specifiche di accettabilità; infine per ogni controllo le modalità operative per l'esecuzione: risorse, tempi, mezzi, metodi.

5.4.2
Qualità di processo

Sotto il termine generico di *qualità di processo* vanno tutte le attività mirate a garantire la conformità dei mezzi e delle procedure di fabbricazione ai requisiti specifici richiesti per il prodotto finito. In particolare ci soffermiamo sul concetto di *convalida di processo* e su quello di *controllo statistico di processo*: in altre parole, come si garantisce che un nuovo processo sia conforme ai requisiti e in grado di generare prodotti ripetibili con il livello qualitativo richiesto e come ci si assicura che rimanga tale nel tempo.

5.4.2.1
Convalida di processo

La *convalida di processo* consiste nel sottoporre a prova di esecuzione un processo specificato, in modo da controllarne le condizioni di svolgimento, le apparecchiature, i parametri impiegati e il personale coinvolto. Deve dunque essere definito in modo preliminare un "piano di convalida" in cui siano elencati le attrezzature, i parametri, le competenze tecniche e professionali necessarie a garantire la qualità del processo. Solo dopo questa verifica può iniziare la produzione e il rilascio dei prodotti al cliente o mercato.

La guida alle norme di buona fabbricazione dell'UE per la fabbricazione di farmaci [14] afferma: "È un requisito delle norme di buona fabbricazione che i fabbricanti individuino le attività di convalida necessarie per dimostrare il controllo degli aspetti critici delle loro particolari operazioni. I cambiamenti significativi apportati a impianti, attrezzature e processi, suscettibili di influenzare la qualità del prodotto, dovrebbero essere convalidati. Una procedura di valutazione dei rischi dovrebbe essere utilizzata per determinare lo scopo e l'entità della convalida".

Per la convalida di processo si svolgono, a cascata:
- la *qualifica di installazione* (Installation Qualification – IQ): verifica che ciascun impianto, sistema e attrezzatura siano conformi al progetto approvato e alle raccomandazioni del costruttore;
- la *qualifica di operatività* (Operational Qualification – OQ): verifica che gli impianti, i sistemi e le apparecchiature operino attraverso tutto l'arco previsto dei parametri operativi;
- la *qualifica di prestazione* (Performance Qualification – PQ): verifica che gli impianti, i sistemi e le apparecchiature, nel modo in cui sono collegati e utilizzati nel processo produttivo, funzionino con efficacia e in modo riproducibile, sulla base delle specifiche del prodotto e delle modalità di processo approvate.

Tutte le verifiche devono essere opportunamente supportate dai documenti di rilievo dei dati, di analisi e di conclusione. La Figura 5.14 è tratta da un'illustrazione delle

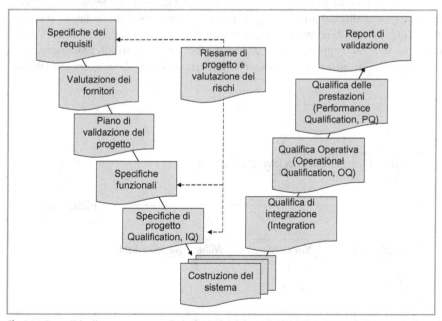

Fig. 5.14 Convalida di processo secondo le GAMP (ciclo a V) (GAMP 4, ISPE, Edizione 12/2001)

Good Automated Manufacturing Practice – GAMP, norme per la buona installazione di attrezzature di produzione in ambito farmaceutico, e mostra il ciclo a V per l'acquisto, lo sviluppo, l'installazione e la qualifica di nuovi macchinari.

Se invece seguiamo la convalida di un'intera linea produttiva, la sequenza delle qualifiche inizia da quella delle fasi operative (definizione e sperimentazione delle singole attività di produzione, redazione di standard operativi), seguono la qualifica delle attrezzature (verifica delle attrezzature e dei parametri di controllo), la qualifica del personale (definizione e verifica delle competenze del personale coinvolto nel processo produttivo, con relativo addestramento) e la definizione delle modalità di rilevazione e tenuta dei dati di processo (comprese le verifiche sul personale).

Nei Capitoli 7 e 8 è illustrata nel dettaglio l'applicazione delle norme di riferimento del settore al processo farmaceutico, compresa la fase di convalida della linea di produzione.

5.4.2.2
Controllo statistico di processo (SPC)

Il *controllo statistico di processo* (*Statistic Process Control* – SPC) è un insieme di attività di controllo indirizzate a verificare il funzionamento stabile del processo, allo scopo di garantire la realizzazione di prodotti ripetibili.

Le prestazioni di un processo sono influenzate da disturbi, che ne condizionano in modo casuale la ripetitività. Per tenerne sotto controllo gli effetti occorre rilevare i valori delle grandezze in ingresso, in uscita e tipiche dello svolgimento del processo stesso. La variabilità del processo dipende sia da fattori tecnici che da fattori organizzativi (Fig. 5.15). Utilizzando il diagramma di Ishikawa, possiamo classificarli in 5 categorie, le 5 "M": applicazione di *Metodi* e procedure operative di produzione, utilizzo di *Mezzi* di lavoro, variabilità delle prestazioni della *Manodopera*, variabilità

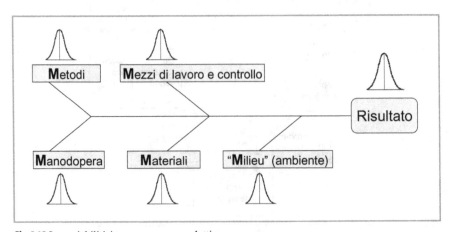

Fig. 5.15 La variabilità in un processo produttivo

entro i limiti di specifica dei *Materiali* utilizzati, variazioni dell'ambiente (*Milieu*) per fattori come temperatura, umidità, grado di pulizia. Un processo *sotto controllo* produrrà un risultato con una variabilità che comunque si posiziona all'interno dei limiti concordati con il cliente o definiti dalle specifiche. Vediamo come raggiungere questo obiettivo.

Le cause di variabilità in un processo sono di due tipi (Fig. 5.16).

- Le *cause comuni* o *casuali* incidono indicativamente per l'85% e sono tipiche della natura stessa del processo: sono dovute all'impostazione di progetto e riducibili solo modificandolo; per questa ragione sono inevitabili, ma con appropriata progettazione del processo possono essere contenute entro margini prevedibili. Alcuni esempi possono essere le variazioni delle caratteristiche dei materiali, l'abilità degli operatori, la precisione di lavorazione dei componenti.

- Le *cause speciali* incidono per il restante 15% e sono disturbi saltuari, episodici, dovuti alla deriva di uno o più parametri del processo. Non essendo intrinseci al progetto del processo, sono eliminabili con azioni mirate al ripristino delle condizioni ottimali. Sono ad esempio errori di regolazione delle macchine, guasti, errori dell'operatore, materiale in ingresso sbagliato o difettoso.

Un processo ad alta variabilità causa un tasso superiore di difetti nella popolazione degli elementi prodotti. Si può facilmente prefigurare considerando i parametri del prodotto in uscita distribuiti secondo una gaussiana, la cui ampiezza rappresenta la variabilità: le code della gaussiana, per alta variabilità, saranno più ampiamente oltre i limiti imposti dalle specifiche e dunque su valori non accettabili per il rilascio del prodotto al cliente finale.

Per ottenere che il processo sia costantemente sotto controllo, dunque, occorre agire principalmente sulle cause speciali, mettendo in atto strategie di prevenzione e di eliminazione delle opportunità di errore. Sull'altro fronte, agendo sul disegno del processo si può ridurne la variabilità intrinseca con un piano di miglioramento. Per entrambe le attività è necessario raccogliere e analizzare i dati relativi ai parametri di funzionamento del processo e individuare le azioni opportune. Lo strumento principe per questo è lo SPC.

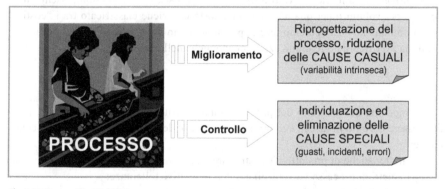

Fig. 5.16 Cause di variabilità

Il *controllo statistico di processo* è dunque l'applicazione di strumenti statistici di monitoraggio dell'evoluzione del processo: è inteso per predisporre eventuali azioni che correggano le variazioni indesiderate dei parametri e di conseguenza per ridurre le variazioni fuori specifica delle caratteristiche del prodotto. Lo SPC è utilizzato innanzi tutto nella *convalida di processo* per valutare l'adeguatezza dei mezzi di lavoro e delle apparecchiature di misura, prima del loro utilizzo in produzione, e verificare l'adeguatezza del processo prima dell'avvio produttivo. Viene impiegato con regolarità sul processo a regime, per rilevare tempestivamente le derive, permettendo interventi correttivi delle cause speciali in tempo reale, prima che il processo produca elementi non conformi. Come prescrivono i principi delle norme per il miglioramento continuo, il monitoraggio delle prestazioni del processo è utilizzabile per individuare opportunità di miglioramento per la riduzione della variabilità dovuta alle cause fortuite, per cui saranno necessarie modifiche al progetto del processo. Uno degli strumenti principali utilizzati dallo SPC per la raccolta e l'analisi dei dati di processo è la *carta di controllo* (par. 4.2.7), insieme agli altri strumenti del TQM.

Conseguenze di una qualità di processo "povera"

Un'alta difettosità della produzione e dunque alte percentuali di scarti in linea portano con sé la necessità di rilavorazioni per il recupero degli scarti, quando possibile, o la rottamazione di scarti "assoluti", quando non riparabili, con spreco di manodopera, tempo macchina della linea produttiva e materiali. Se una linea ha il 30% di scarti, significa che deve lavorare il 30% in più per garantire il mantenimento delle quantità produttive richieste, con il rischio di saturare la capacità produttiva e di non riuscire a soddisfare le richieste del cliente o del mercato. Nel primo caso, provocare il fermo della linea di produzione di un cliente può far incorrere in severe penali commerciali, nel secondo caso può provocare danni di immagine o difficoltà alla rete di distribuzione: un cliente che deve aspettare troppo si rivolge altrove. I collaudi a fine linea hanno un'efficacia di filtro limitata e, se la difettosità a monte è elevata, è più facile che pezzi difettosi passino tra le maglie del controllo e raggiungano il mercato o il cliente. Tutti questi aspetti (alti scarti, rilavorazioni, rischi sul cliente per volumi o per qualità) hanno un costo che viene classificato tra i "costi della non qualità". Li vedremo un po' più in dettaglio nel Capitolo 12: qui per ora ci basta aver ricordato le implicazioni economiche della carenza di qualità.

Le modalità del controllo del processo sono descritte dal *piano di controllo*, che deve essere definito in fase di sviluppo del processo e del prodotto e deve almeno contenere:
- le caratteristiche di prodotto da controllare, con le relative tolleranze;
- i parametri di processo da controllare, con le relative tolleranze;
- lo strumento di misura da utilizzare per ogni rilievo;

- la frequenza dei controlli e la numerosità del campione;
- il metodo di controllo.

Il piano di controllo è integrato con l'analisi del rischio che si effettua con la P-FMEA: per migliorare la rilevabilità dei guasti infatti si arricchiscono i controlli di processo con test e monitoraggi specifici (si veda par. 5.2.2.2).

Il piano di controllo inoltre deve dare indicazioni precise sulle azioni da intraprendere nel caso di processo instabile o inadeguato, oppure di non conformità non immediatamente eliminabile: le azioni possono includere la quarantena dei lotti in produzione, una selezione speciale dei semilavorati o dei prodotti a fine linea, particolari rilavorazioni per l'eliminazione dei difetti, fino a interventi presso il cliente o sul mercato per il recupero dei prodotti difettosi. È chiaro che all'insorgere di una non conformità, non prevista durante il progetto del prodotto e/o del processo, la FMEA relativa dovrà essere aggiornata e di conseguenza verrà aggiornato anche il piano di controllo. L'aggiornamento costante della documentazione è una garanzia di prevenzione di problemi e di reazione rapida nel caso di nuova insorgenza.

5.4.3 Qualità di prodotto

La qualità del prodotto in uscita è garantita in prima battuta dal controllo del processo produttivo, ma non può prescindere dai riscontri di conformità sui componenti o sul materiale lungo la linea di produzione. I collaudi sono la verifica della rispondenza del prodotto alle specifiche. Se li distinguiamo per posizione, possono essere eseguiti lungo la linea di produzione, prelevando campioni di semilavorato per controlli distruttivi o per misure; oppure si può trattare di collaudi finali, sul prodotto finito. In entrambi i casi, i test possono essere parametrici, e quindi prevedere una misura di caratteristiche (per esempio, grandezze fisiche o dimensionali) o parametri, oppure funzionali, con la verifica che le funzioni svolte siano come da specifica. I collaudi garantiscono che la difettosità dei lotti forniti al cliente o al mercato sia al di sotto della soglia obiettivo al momento della consegna, ma non danno assicurazioni sul fatto che il funzionamento corretto del prodotto si mantenga tale nel tempo, almeno nel periodo di validità o garanzia. Ci possono essere infatti difetti latenti o debolezze non ancora palesate che possono pregiudicare la qualità del prodotto nei primi tempi di impiego o in particolari condizioni di stress, pur previste a specifica. La Figura 5.17 mostra cosa vede il cliente in termini di affidabilità, cioè l'andamento del tasso di guasto nella vita di un prodotto. Nel primo intervallo sono predominanti i guasti dovuti a componenti o lavorazioni deboli, non abbastanza da manifestarsi all'atto del collaudo, ma non in grado di reggere all'impiego specifico: si tratta della cosiddetta *mortalità infantile*. Segue un periodo in cui il tasso di guasto è pressoché costante e dovuto principalmente alla casualità delle debolezze di componenti o processo. La parte finale risente in modo macroscopico degli effetti dell'usura e dovrebbe essere posizionata opportunamente lontano dal limite superiore del tempo di garanzia. Per la forma particolare della curva risultante, viene chiamata "a vasca da bagno" (*bathtub curve*).

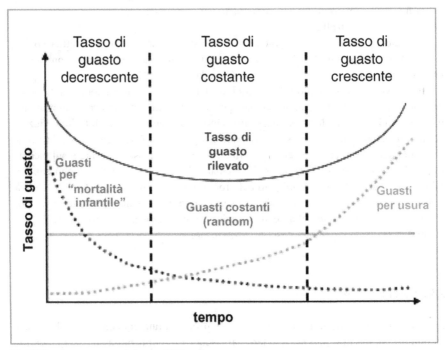

Fig. 5.17 La curva a vasca da bagno [15]

Il tasso di guasto residuo tollerato nella vita utile deve essere fissato come requisito iniziale del progetto e dipende dall'utilizzo del prodotto e dall'eventuale impatto su aspetti di sicurezza, salute, costi, immagine ecc.

Per anticipare la *mortalità infantile* ed evitare che incida sulla qualità presso il cliente, spesso nel collaudo finale i prodotti possono essere soggetti anche a condizioni ambientali stressanti (per esempio, test a caldo/freddo, in vibrazione) che facciano precipitare i guasti dovuti a componenti, trattamenti, assemblaggi deboli. Queste tecniche passano sotto il termine di *stress screening*.

Nel corso della produzione devono essere previsti controlli a campione per verificare che il prodotto mantenga le caratteristiche di qualità e affidabilità richieste. I controlli periodici di affidabilità si svolgono come prove di validazione semplificate e utilizzano:

- il *burn-in* (rodaggio): un campione di un lotto di produzione viene mantenuto in condizioni ambientali simili a quelle di impiego per un tempo definito in base alle caratteristiche del prodotto e al fattore di accelerazione;
- l'immagazzinamento (*storage*) ad alta temperatura: il prodotto è tenuto in condizioni non operative in forno alla massima temperatura prevista a specifica;
- i cicli termici/*shock* termici: il prodotto è sottoposto a ciclature termiche ai limiti di specifica, con gradiente lento o rapido.

5.5
Qualità cliente

L'azienda produttrice, come richiesto anche dalla norma ISO 9001 al punto 7.6, si deve organizzare per l'assistenza al cliente dopo che il prodotto è stato rilasciato o il servizio erogato. I problemi di prodotto possono emergere al primo impiego del prodotto (qualità al tempo "0") oppure nel periodo di garanzia o validità. Possono anche essere difetti non ancora palesati, ma la cui probabilità di manifestarsi o la gravità della possibile conseguenza è tale da imporre all'azienda un richiamo dal cliente o dal mercato di un lotto o addirittura definitivamente del prodotto. Fanno parte di questa casistica gli inviti che ci capita di ricevere da parte delle case automobilistiche per un controllo straordinario.

Ogni difetto scoperto presso il cliente implica un intervento per la sostituzione del pezzo o la risoluzione delle conseguenze negative del problema; se particolarmente grave può richiedere una campagna di richiamo. Il problema deve essere poi analizzato alla ricerca delle cause, per la rimozione delle quali saranno necessarie azioni correttive o addirittura la ripresa per rilavorazioni dei lotti ancora in azienda. Talvolta, se il problema è grave, si rende necessaria la sospensione della produzione o un'attività di correzione palliativa, spesso non efficace al 100% e svolta fuori flusso o manualmente. In casi particolari c'è il rischio di azioni legali. Tutto il processo di recupero dei prodotti e di risoluzione del problema ha ovviamente un costo molto elevato per l'azienda. Anche per questi costi dovuti alla carenza di qualità rimandiamo al Capitolo 12

La nuova versione 2008 della norma ISO 9001 ha introdotto la necessità di considerare all'interno del perimetro del prodotto anche "i servizi supplementari quali il riciclo o lo smaltimento finale" (par. 7.2.1, nota).

Richiami di farmaci dal mercato

Ci sono molti esempi di lotti di farmaci ritirati dal mercato. Sul sito dell'Agenzia Italiana del Farmaco, i casi sono puntualmente segnalati e di solito riguardano azioni volontarie delle aziende farmaceutiche. Le ragioni sono spesso un errore di dosaggio, uno scambio di prodotti al confezionamento, l'inquinamento dei principi attivi o del prodotto, difetti nelle confezioni o dovuti al processo di confezionamento. In questo caso sono segnalati e ritirati i lotti opportunamente identificati da codice/numero e data di scadenza. Ecco un esempio di segnalazione:
"L'Agenzia Italiana del Farmaco ha ricevuto in data odierna comunicazione dalla ditta X del ritiro, a scopo cautelativo, del lotto n. 291 del medicinale Y, farmaco anticoagulante a base di enoxaparina, a seguito della positività di un test che ha rivelato la presenza di un contaminante, il condroitinsolfato ipersolfatato. Tale contaminante potrebbe essere correlato al verificarsi di reazioni allergiche anche gravi".
Ben più grave è il caso di ritiro del prodotto per la scoperta di effetti collaterali, non emersi durante la sperimentazione, che possono seriamente compromettere la salu-

te dei pazienti: un problema che ha origine nella fase di sviluppo della molecola e
che può significare danni ingenti dal punto di vista economico e di immagine del-
l'azienda produttrice. Può succedere che il ritiro sia iniziativa dell'azienda, più
spesso si tratta di interventi delle agenzie del farmaco europea o nazionale, in seguito ai risultati di studi epidemiologici. Un esempio di segnalazione di ritiro volontario di un farmaco:

"L'Agenzia Italiana del Farmaco, a seguito del ritiro volontario a livello mondiale
da parte dell'azienda produttrice X del medicinale Y (clobutinolo), indicato come
sedativo della tosse, ha disposto la sospensione di vendita e il ritiro dal commercio
del farmaco su tutto il territorio nazionale. Tale provvedimento si è reso necessario
in via cautelativa a seguito di studi condotti su volontari sani dalla X, che hanno evidenziato la possibilità di un aumento del rischio di aritmie cardiache. In Italia non
vi sono state segnalazioni di farmacovigilanza in tal senso nei 36 anni di commercializzazione del farmaco. I pazienti in trattamento con tale medicinale sono comunque invitati a sospenderne l'uso e a rivolgersi al proprio medico curante".

Norme di qualità nelle scienze per la vita

6

A. Lanati

6.1
Buone pratiche e quadro legislativo

Il termine GxP sta a indicare genericamente l'insieme delle *buone pratiche*, originate dal settore farmaceutico, e deriva dall'inglese *Good ... Practice*, con la lettera centrale che denota di volta in volta la disciplina di applicazione. Lo scopo di questa serie di linee guida è di assicurare la sicurezza e il corretto impiego dei prodotti. L'applicazione delle GxP non è limitata al solo campo farmaceutico, ma si estende anche ad altre fabbricazioni come l'alimentare, i dispositivi medici o i cosmetici.

Le Buone Pratiche seguono l'iter di sviluppo e immissione sul mercato di un nuovo farmaco, regolamentandone le fasi:
- *ricerca*: Good Laboratory Practice, GLP (laboratorio);
- *sviluppo*: Good Clinical Practice, GCP (sperimentazione clinica);
- *fabbricazione*: Good Manufacturing Practice, GMP (fabbricazione);
- *distribuzione*: Good Distribution Practice, GDP (conservazione e distribuzione)
  A queste si affiancano altre buone pratiche di dettaglio ulteriore, tra cui:
- Good Automated Manufacturing Practice, GAMP – Validazione dei sistemi automatici;
- Good Clinical Data Management Practice, GCDMP – gestione dei dati relativi alla sperimentazione clinica.

Le GxP hanno lo scopo di assicurare che la qualità del prodotto sia garantita in modo costante e continuativo lungo tutta la sua vita. I loro aspetti principali sono l'attenzione alla *tracciabilità* – cioè la capacità di ricostruire la storia dello sviluppo o della produzione di un prodotto – e alla *responsabilità* – cioè la capacità di individuare chi ha contribuito allo sviluppo o alla produzione e quando.

Le GxP sono norme ad applicazione volontaria, salvo il caso che siano recepite da opportune direttive o leggi. È il caso delle GMP, che sono obbligatorie e soggette a ispezioni periodiche delle autorità competenti, sia in Italia che in Europa, in seguito all'emissione di opportune Direttive europee e Decreti legislativi.

Oltre alle GxP, meritano comunque una citazione altre linee guida che partecipano parimenti alla definizione degli standard qualitativi farmaceutici. Tra queste, vi sono le linee guida di quelle nazioni che fanno parte del Piano di cooperazione nelle ispezioni farmaceutiche (PIC/S, *Pharmaceutical Inspection Convention and Pharmaceutical Inspection Co-operation Scheme*).

Qui di seguito sono trattate le caratteristiche salienti di GCP, GLP, GMP, GDP, GAMP e una breve comparazione tra GMP e ISO 9001. Si rimanda ai Capitoli 7-11 per approfondimenti ed esempi di alcune applicazioni.

6.2
GLP

Lo scopo delle *Good Laboratory Practice*, secondo la Food and Drug Administration (FDA) statunitense, è regolamentare "how to perform studies in a scientific and ethical manner and how to record the data obtained from the studies"[1]. Le GLP sono state sviluppate dall'FDA e in seguito adottate dagli stati membri dell'OCSE[2] "per facilitare il reciproco riconoscimento dei dati sperimentali destinati a essere presentati alle autorità nazionali regolatorie degli stati membri" (Decreto 6 agosto 1999, in recepimento delle direttive europee 1999/11/CE e 1999/12/CE).

Questi sono i principi fondamentali su cui si basano le buone norme di sperimentazione in laboratorio:
- il *personale* deve essere costantemente aggiornato e addestrato, i ruoli devono essere definiti e attribuiti;
- le *procedure operative standard* (POS) devono essere definite, diffuse e mantenute aggiornate;
- devono essere rispettate precise *norme di scelta, conservazione, utilizzo, manipolazione di sostanze chimiche e biologiche*; il materiale deve essere tutto identificato e tracciato;
- devono essere rispettate precise norme di *convalida,* uso e manutenzione della strumentazione;
- ogni *studio* deve essere *autorizzato, pianificato, documentato* anche nelle modifiche, secondo precise direttive;
- i metodi applicati per lo studio devono essere giustificati, descritti, documentati;
- per ogni studio deve essere prodotta una *relazione finale,* con struttura e contenuti dettati dalle norme;
- deve esistere una struttura per la gestione della qualità.

Si tratta dunque di una guida più rigorosa all'applicazione dei principi di qualità in ambito operativo. Vi riconosciamo l'attenzione al contributo del personale, la gestione degli strumenti e la definizione di procedure, la cura della documentazione, il tutto incasellato in un SGQ.

---

[1] "Come realizzare gli studi in modo scientifico ed etico e come registrare i dati ottenuti dagli studi."
[2] Organizzazione per la Cooperazione e lo Sviluppo Economico, OECD in ambito internazionale.

6.3
GCP

Lo scopo delle *Good Clinical Practices* è tutelare i diritti, la sicurezza e il benessere dei soggetti/pazienti che partecipano allo studio clinico e assicurare che i dati relativi siano accurati e credibili. Le GCP prendono avvio addirittura dal Codice di Norimberga del 1949, che fissò una serie di principi etici per la protezione del paziente durante l'esecuzione di studi clinici e, attraverso modifiche ed evoluzioni, approdano alla Dichiarazione di Helsinki, che fornisce una serie di regole etiche emanate dall'Assemblea Medica Mondiale, valide anche per i paesi che non hanno adottato le GCP. In Europa, la Dichiarazione di Helsinki è stata recepita dalle linee guida del 1995 e da Direttive europee. L'argomento è sviluppato in modo più dettagliato nel Capitolo 11.

I principi fondamentali delle GCP sono incentrati su:
- requisiti etici: riguardano i benefici attesi e il consenso informato del paziente;
- requisiti tecnico-scientifici: riguardano dati, preparazione del personale, materiale;
- requisiti per la documentazione: sono relativi a registrazione e conservazione dei dati.

6.4
GAMP

Lo scopo delle *Good Automated Manufacturing Practices* (GAMP) è fornire linee guida per la convalida dei sistemi automatizzati nell'industria farmaceutica.

La creazione di questa linea guida nasce come risposta alle iniziali difficoltà, da parte delle industrie farmaceutiche, a individuare un corretto approccio alla convalida dei sistemi automatizzati e dalla sempre maggiore esigenza – a partire dalla fine degli anni '80 – di poter contare su sistemi innovativi basati su automatizzazioni informatiche.

La principale difficoltà delle GAMP sta nel fatto che – diversamente da un sistema prettamente fisico, sia esso un processo piuttosto che una strumentazione – la qualità di un software può essere difficilmente misurata: i metodi potrebbero essere non efficienti e potrebbero portare a risultati di difficile valutazione. Per garantire l'affidabilità e l'efficienza di un sistema elettronico in conformità a elevati standard qualitativi, si mantiene sotto controllo il suo sviluppo: deve essere progettato e costruito secondo una metodica predefinita, basata sui principi fondamentali definiti nella linea guida. A seconda poi del tipo di sistema informatico, si stabiliscono vari livelli di convalida.

La linea guida è sicuramente complessa, ma può essere sostanzialmente suddivisa nei seguenti punti:
- parte introduttiva nella quale sono definiti i principi, gli scopi e i benefici che la guida può fornire;
- esposizione generale sulle validazioni informatiche;

- descrizione di un ciclo di convalida;
- sistema di gestione dei fornitori di supporti IT;
- validazione del sistema di controllo del processo;
- benefici delle validazioni;
- definizione delle buone pratiche.

Lo sviluppo di un sistema IT viene seguito passo per passo, definendo quindi le fasi di pianificazione, le specifiche, il design, la costruzione, i test e le riconvalide periodiche.

Vengono seguiti i flussi di convalida generalmente utilizzati, tenendo conto però del fatto che, nel momento in cui si parla di validazione di un sistema IT, è necessario considerare la compresenza di diverse componenti principali costituenti il sistema – per esempio hardware, software e network – per ciascuna delle quali si richiede il controllo dello sviluppo.

6.5
GDP

Lo scopo delle *Good Distribution Practices* (GDP), vale a dire le buone norme di distribuzione, è quello di garantire che l'alto livello di qualità, raggiunto durante la produzione di un farmaco in accordo con le GMP, sia mantenuto durante la distribuzione verso le farmacie e in generale verso tutti i centri di distribuzione dei farmaci.

Le GDP sono state preparate in accordo con la Direttiva 92/25/EEC del 31 Marzo 1992, relativa proprio alla distribuzione sul mercato dei farmaci destinati ad uso umano. Questa direttiva richiede ai distributori di farmaci di definire un Sistema di Qualità tale per cui siano assicurate in ogni momento le corrette modalità di conservazione dei farmaci durante il trasporto e lo stoccaggio, e che sia impedita, durante queste fasi, la contaminazione dei farmaci da parte di altri prodotti. In sintesi, i principi fondamentali su cui si basano le buone norme di distribuzione sono i seguenti:

- il *personale* deve essere adeguatamente addestrato in base alle responsabilità; in ogni punto di distribuzione deve essere definito un responsabile, che deve avere l'autorità necessaria ad assicurare la qualità delle operazioni (generalmente è richiesta la laurea in Farmacia);
- tutte le operazioni devono essere descritte in *procedure* scritte e approvate; tutti i *dati* acquisiti sulle condizioni di conservazione, controllo delle spedizioni, ordini dei clienti, resi e reclami devono essere registrati in tempo reale e devono essere mantenuti per almeno cinque anni;
- gli *strumenti di monitoraggio* devono essere tarati; tutta la strumentazione utilizzata deve essere adeguata;
- i punti di *ricevimento* materiale devono essere consoni alla protezione del materiale dalle intemperie; le aree di ricevimento devono essere fisicamente separate dalle aree di conservazione;
- le *bolle di accompagnamento* devono sempre essere controllate e ne deve essere verificata la conformità rispetto all'atteso;

- i medicinali soggetti a specifiche misure devono essere immediatamente identificati e conservati in accordo a procedure scritte e approvate;
- il luogo di *conservazione* dei farmaci deve essere idoneo a proteggerli da agenti nocivi (luce, umidità, ecc). La temperatura deve essere monitorata e registrata; tali aree devono essere libere da polvere, rifiuti e insetti contaminanti;
- deve esistere un sistema in grado di assicurare una corretta *rotazione dei lotti* (FIFO: *first in, first out*); i lotti scaduti devono essere allontanati e non possono essere distribuiti;
- il *trasporto* di un farmaco deve garantire che tutte le caratteristiche, ma anche le informazioni relative alla identificazione e al riconoscimento del farmaco, rimangano valide e non vengano alterate;
- i medicinali eventualmente resi a seguito di *reclami* devono essere mantenuti separati e identificati; la loro valutazione deve essere eseguita da persone competenti.

6.6
GMP

Lo scopo delle *Good Manufacturing Practices* è assicurare che un farmaco sia prodotto e controllato costantemente in accordo a definiti standard di qualità. Le GMP prendono avvio da documenti normativi emessi dalla Food and Drug Administration, USA, e sono stati recepiti in Europa con le Direttive 2001/83/EC e 2001/94/EC, e in Italia con il Decreto legislativo 24 aprile 2006, n. 219. Le aziende che producono e commercializzano farmaci sono soggette a periodiche visite ispettive da parte dell'AIFA e, se interessano il mercato americano, anche da parte della FDA.

Ecco i principi fondamentali delle GMP:
- il *personale* deve essere costantemente aggiornato e addestrato;
- i *locali* devono essere strutturati per un'adeguata pulizia e per l'assenza di contaminazione; le *norme igieniche* devono essere definite con procedure documentate (operazioni di pulizia e di comportamento del personale);
- le *apparecchiature* devono essere costruite con materiali adeguati e convalidate;
- le *materie prime* devono essere provenienti da fornitori certificati;
- il *ciclo produttivo* deve essere regolamentato da procedure scritte e protocollato per ogni lotto prodotto;
- deve esistere documentazione per ogni processo produttivo e per ogni attività di convalida;
- la *tracciabilità dei lotti* deve consentire di rintracciare e recuperare dal mercato ogni lotto difettoso;
- il *Sistema Qualità* deve essere periodicamente revisionato.

Anche nel caso delle GMP le pratiche operative richieste si innestano nella gestione di sistema per la qualità. Vediamo nel dettaglio come e quali sono le differenze sostanziali tra GMP e ISO 9001:2008.

6.7
Rapporto fra GMP e ISO

Gli elementi qualificanti della norma ISO 9001, come abbiamo approfondito nel Capitolo 3, sono legati all'assoluta volontarietà della loro adozione. Il Sistema si basa su una dichiarazione di impegno della direzione, la *politica della qualità*, a cui devono fare seguito obiettivi specifici e impegno al perseguimento del miglioramento continuo tramite monitoraggi, indagini di soddisfazione, riesami. Altri tratti salienti riguardano l'attenzione al personale per responsabilità, addestramento e formazione, competenze e cura dei rapporti con i fornitori. Sono tutti aspetti strategici di una gestione ad alto livello che non si addentra nel merito delle attività operative specifiche.

Le GMP, in seguito all'adozione dei governi centrali, sono obbligatorie per la produzione e la commercializzazione di farmaci. Richiedono diversi adempimenti pratici: la messa in opera di procedimenti specifici per l'identificazione e rintracciabilità del prodotto e il controllo dei processi produttivi, la tenuta di documentazione e registrazione del processo, la formazione e qualificazione del personale, l'adeguatezza delle strutture (convalida) e della manutenzione, la cura dell'igiene e dell'adeguatezza alle norme degli ambienti di lavoro.

In sostanza, dunque, le principali differenze constano nel fatto che le GMP coinvolgono funzioni di fabbricazione e controllo strettamente operative, allo scopo di dare garanzia che il prodotto sia conforme alle caratteristiche definite (idoneità, concentrazione, attività, purezza, stabilità ecc.). Le ISO invece sono orientate ad aspetti gestionali: controllano i processi decisionali di interfaccia con il cliente per il contratto prima, per la soddisfazione poi, il coinvolgimento di tutte le funzioni aziendali, l'interfaccia con i fornitori, gli obiettivi di miglioramento di efficacia ed efficienza. Nel Capitolo 7 si illustrano le evoluzioni delle GMP verso le norme ICH, che di fatto integrano i principi di gestione e si candidano a essere riferimento unico e completo.

L'adozione delle due norme, anche se ostacolata nei primi tempi dalle aziende farmaceutiche che immaginavano un intralcio reciproco, porta anzi grandi vantaggi perché di fatto esse coprono aspetti complementari: la norma ISO integra le GMP inserendole in un quadro normativo interno di livello strategico, fornendo un adeguato complemento per la gestione di clienti, fornitori, costi, immagine aziendale. Inoltre agevola naturalmente l'evoluzione verso una certificazione integrata con i *sistemi di gestione ambientale* e di *salute e sicurezza del lavoro*.

6.8
Dispositivi medici e norma ISO 13485:2003

La definizione di *dispositivo medico* è curata dalla legge italiana con il Decreto legislativo 46/97, come all'articolo 1: "Qualsiasi strumento, apparecchio, impianto, sostanza o altro prodotto, utilizzato da solo o in combinazione, compreso il software informatico impiegato per il corretto funzionamento, e destinato dal

fabbricante ad essere impiegato nell'uomo a scopo di:
- diagnosi, prevenzione, controllo, terapia o attenuazione di una malattia;
- diagnosi, controllo, terapia, attenuazione o compensazione di una ferita o di un handicap;
- studio, sostituzione o modifica dell'anatomia o di un processo fisiologico;
- di intervento sul concepimento.
- il quale prodotto non eserciti l'azione principale, nel o sul corpo umano, cui è destinato, con mezzi farmacologici o immunologici né mediante processo metabolico ma la cui funzione possa essere coadiuvata da tali mezzi [...]".

6.8.1
Classificazione dei dispositivi medici

Di fatto, come si può facilmente intuire, la definizione di *dispositivo medico* non cancella tutte le ambiguità, in quanto considera tale sia un prodotto come le gocce oculari vegetali, che svolgono azione lenitiva ma non farmacologica, sia un software per il trattamento di dati diagnostici o clinici. Per limitarci ai casi più chiari, vediamo come i dispositivi medici sono classificati in base all'uso e all'invasività nel corpo umano, ma soprattutto in base al livello di rischio nel loro impiego. Il livello di rischio nell'impiego dei dispositivi medici è definito sulla base di tre elementi fondamentali:
- invasività nell'organismo;
- dipendenza da una fonte di energia;
- durata del tempo di contatto con l'organismo.
  Ne consegue la classificazione seguente:
- classe I: dispositivi non invasivi o invasivi per uso temporaneo (per esempio: cotone idrofilo, garza ecc.); possono essere sterili o non sterili;
- classe IIa: dispositivi invasivi a lungo termine o invasivi di tipo chirurgico per uso temporaneo (per esempio: siringhe con ago, cateteri ecc.) e disinfettanti per i dispositivi;
- classe IIb: dispositivi invasivi a lungo termine (per esempio: protesi), dispositivi per la contraccezione e sacche per sangue;
- classe III: dispositivi impiantabili e che entrano in contatto con il sistema cardiaco e/o nervoso centrale (per esempio: dilatatori coronarici), dispositivi fabbricati con tessuti animali.
  Gli obblighi di legge sono diversi a seconda della classe di appartenenza del dispositivo, sia per la registrazione dell'azienda produttrice che dei singoli prodotti.

6.8.2
Norma ISO 13485:2004

Come succede in altri settori – ad esempio quello dei componenti automobilistici, che sottostanno alla norma ISO / TS 16949 – quando i requisiti dei prodotti possono avere un impatto negativo sulla salute e la sicurezza pubbliche, alla norma tradizionale per i sistemi di gestione viene sostituita una norma specifica, che la integra con obblighi e richieste più distinti e vincolanti. La norma UNI EN ISO 13485:2004 "Dispositivi medici – Sistema di gestione per la qualità – Requisiti per scopi regolamentari" è uno standard volontario per la certificazione di sistemi di gestione della qualità per il settore della progettazione e produzione di dispositivi medici (*medical device*). Alcuni requisiti della ISO 9001 sono esclusi per consentire l'adeguamento alla legislazione e il sistema di qualità che ne consegue non è completamente compatibile con il modello ISO 9000:2000: si tratta dunque di due certificazioni non equivalenti.

Rispetto alla tradizionale norma ISO 9001, la norma ISO 13485, dato il campo di impiego soggetto alle normative nazionali e internazionali, mette particolare enfasi sul rispetto, mantenimento e aggiornamento della rispondenza ai requisiti legislativi e particolare attenzione alla manutenzione delle attrezzature e pulizia degli ambienti. Il concetto di *soddisfazione cliente* è sostituito con un più gestibile *feedback* dal campo sulla conformità dei prodotti, mentre il miglioramento continuo è rimpiazzato dal concetto di *mantenimento dell'efficacia* del SGQ. Il rappresentante della direzione acquisisce la responsabilità del monitoraggio dell'esperienza post-produzione e delle segnalazioni di non conformità esterne, oltre che della promozione della consapevolezza dei requisiti legislativi all'interno dell'azienda. Le procedure documentate obbligatorie sono in numero superiore: dalle 6 richieste dalla ISO 9001:2000 a 23, e così pure le registrazioni obbligatorie, dalle 19 della ISO 9001:2000 a 35. Uno dei requisiti più importanti è la richiesta di svolgere una valutazione del rischio secondo la norma ISO 14971, mantenendo le relative registrazioni lungo tutto il ciclo di vita del prodotto. Infine, il controllo del trasferimento del progetto alla produzione (*design transfer*) è reso obbligatorio, insieme alla validazione con eventuale sperimentazione clinica, prima del rilascio del prodotto. L'importanza di tutte le misurazioni e i monitoraggi è provata dall'obbligo di registrare i nomi di chi li ha effettuati, per garantire tracciabilità ma anche responsabilizzazione, a tutela della sicurezza dei controlli.

La certificazione secondo questa norma costituisce un riferimento internazionale per l'Europa e l'Estremo Oriente ed è molto vicina all'approccio statunitense (FDA). In sostanza, costituisce un riferimento globale nel mercato internazionale dei dispositivi medici.

Un laboratorio in pochi mm

Un esempio tecnologicamente avanzato e affascinante per le opportunità e gli sviluppi è il dispositivo chiamato *Lab-On-Chip*. Si tratta di un assemblato contenente reagenti, campioni, un *microarray* e i dispositivi su silicio per la realizzazione dei cicli termici e la gestione di una completa PCR (*Polymerase Chain Reaction*). Con una piastrina di qualche cm^2 si può dunque ottenere il riconoscimento di sequenze di DNA appartenenti a batteri noti, per la diagnosi immediata di infezioni. Il prodotto è già stato utilizzato nel controllo e nella prevenzione della diffusione dell'epidemia di SARS qualche anno fa.

La produzione di un prodotto che ha applicazione solo *in vitro,* che rientra nella prima classe dei dispositivi medici, è soggetta a controlli limitati. Un discorso diverso viene fatto per un prodotto – attualmente in studio di fattibilità – impiantato nell'organismo del paziente, che rilevi in continuo, tramite campionamento, il tasso di glicemia e dosi opportunamente, in tempo reale, la somministrazione di insulina. In questo caso, che rientrerebbe nella classe IIB, oltre a controlli accurati e specifici sullo sviluppo e la validazione del sistema, sarà richiesto che tutta la produzione sia soggetta a norme molto rigorose per il controllo dell'asepsi e dell'affidabilità del prodotto.

Norme di buona fabbricazione – GMP

7

A. Lorini e A. Schiavi

7.1
Concetti generali

Le *Good Manufacturing Practices* (GMP) o, in italiano, le *Norme di Buona Fabbricazione* (NBF), costituiscono una linea guida definita in regole e indicazioni relative alla qualità di un prodotto farmaceutico (si veda al Capitolo 6) o di sostanze farmacologicamente attive (chiamate anche, secondo l'acronimo anglosassone, API – *Active Pharmaceutical Ingredient*).

Lo scopo per il quale tali linee guida sono state create è assicurare che un farmaco sia prodotto, analizzato e rilasciato in un regime di qualità controllata e certificata (nonché verificabile), in modo da assicurarne il livello qualitativo; in questo modo, è ridotto al minimo il pericolo che vi siano rischi non previsti e non controllati per il paziente.

Le GMP sono costituite da una serie di capitoli, divisi per argomenti generali (esempio: Produzione, Controllo Qualità ecc.), e da allegati tecnici e specifici che affrontano in maniera più dettagliata alcuni aspetti della qualità farmaceutica: ad esempio l'Allegato 1 è dedicato ai farmaci sterili, l'Allegato 13 ai farmaci ancora in fase sperimentale ecc.

Le numerose informazioni riportate, per essere applicate in tutte le diverse realtà esistenti in campo farmaceutico, devono necessariamente mantenere un aspetto generale, fornendo le indicazioni senza entrare nel merito di come lo standard qualitativo richiesto debba essere raggiunto: tale valutazione e tale responsabilità sono lasciate alle aziende stesse. Per questo motivo, la naturale evoluzione delle metodiche con cui le aziende farmaceutiche tendono a soddisfare i requisiti richiesti dalle GMP ha portato a sviluppare il concetto di cGMP (*current* GMP), per intendere, unitamente ai requisiti di qualità, i meccanismi risolutori mediante i quali le aziende farmaceutiche tendono a risolvere alcune problematiche e richieste. Ad esempio, le GMP richiedono che tra le materie prime stoccate nei magazzini vengano identificate in maniera inequivocabile le sostanze rilasciate da quelle ancora in quarantena o eventualmente respinte: questo viene genericamente risolto mediante l'applicazione di etichette semaforiche (verde per approvato, giallo per quarantena e rosso per respinto). L'applicazione delle etichette non è descritta nelle GMP, ma rappresenta la *current* che le aziende hanno adottato in maniera pressoché maggioritaria.

Le GMP non sono applicabili solo ai farmaci intesi come prodotti finiti, ma sono richieste anche per la produzione e il controllo degli API: inizialmente, infatti, i requisiti qualitativi dei principi attivi erano gestiti da uno specifico allegato (Allegato 18) delle GMP. In seguito a revisione, tuttavia, e per rafforzare maggiormente l'impegno richiesto alle aziende ad attenersi alle GMP, l'Allegato 18 è stato annullato e al suo posto è stata prodotta la parte II delle GMP: di fatto, nessuna differenza o sconto è concesso alle aziende produttrici di API rispetto al prodotto finito. Queste linee guida possono essere seguite anche da aziende produttrici di prodotti per la diagnostica, nonché da aziende produttrici di sostanze alimentari.

7.2
GMP in Italia e in Europa

Le GMP prendono avvio da documenti normativi emessi dalla FDA (*Food and Drug Administration*): sono state recepite in Europa tramite le direttive 2001/83/EC e 2001/94/EC e in Italia con il Decreto legislativo n. 219 del 24 aprile 2006. Per le aziende farmaceutiche, la conformità alle GMP è dunque requisito legislativo: a questo scopo tutte le aziende vengono ispezionate, con cadenza circa biennale, dall'ente regolatore nazionale, che nel caso dell'Italia è costituito dall'AIFA (Agenzia Italiana del Farmaco), mentre nel caso degli Stati Uniti è costituito dalla FDA.

In Italia gli enti regolatori coinvolti nelle approvazioni, dapprima delle sperimentazioni cliniche e in seguito dell'AIC (Autorizzazione all'Immissione in Commercio del farmaco), sono sostanzialmente tre: ISS (Istituto Superiore di Sanità), AIFA e ministero del Lavoro, della Salute e delle Politiche Sociali. Il ruolo dell'ISS è principalmente legato alla approvazione dei *trial* clinici di fase I e II, ma l'Istituto interviene anche come organo tecnico-scientifico in caso di verifiche legate alla qualità di un farmaco in fase post-autorizzazione al commercio.

All'AIFA spetta il compito di gestire gli aspetti legati alla registrazione di un farmaco non biotecnologico, avvalendosi del parere di esperti dell'ISS e della Commissione Tecnico Scientifica (CTS) – siano essi di nuova istituzione o legati a cambi –, alla Farmacovigilanza – per garantire il monitoraggio continuo delle segnalazioni di reazioni avverse –, e alla produzione e controllo – mediante visite ispettive periodiche presso i siti autorizzati.

Il ruolo del ministero del Lavoro, della Salute e delle Politiche Sociali da questo punto di vista è principalmente svolto dalla Direzione generale dei farmaci e dei dispositivi medici, che si occupa principalmente di vigilare sull'AIFA, di disciplinare le attività di vendita dei medicinali al pubblico e di gestire la pubblicità dei medicinali di automedicazione.

A questi enti va aggiunta l'EMEA, l'Agenzia Europea per i Medicinali (*European Medicines Agency*), che è l'agenzia comunitaria dell'Unione Europea per la valutazione dei medicinali. Il ruolo dell'EMEA è strettamente strategico per i medicinali biotecnologici, in quanto è l'ente responsabile della loro registrazione.

Fasi della sperimentazione clinica

Fase I
È la prima sperimentazione sull'uomo e si effettua su un numero limitato di pazienti o volontari sani; serve a valutare possibili effetti collaterali e a determinare come il farmaco venga assorbito, metabolizzato o secreto nell'uomo.

Fase II
Coinvolge un numero maggiore di individui affetti dalle patologie che rientrano nel probabile campo di azione del farmaco sperimentale. Serve anche a determinare la minima dose efficace nell'uomo e il regime di somministrazione: durata del trattamento e posologia giornaliera. Si acquisiscono ulteriori dati sulla sicurezza d'impiego e sulla tollerabilità del farmaco.

Fase III
Si effettua su un numero elevato di pazienti. Si confronta, in studi randomizzati, l'efficacia del farmaco sperimentale rispetto alle terapie standard per la patologia in esame.

Fase IV
Studi di sorveglianza post-marketing. Sono studi durante i quali il farmaco, già presente sul mercato, viene ancora continuamente valutato in termini di efficacia e sicurezza rispetto alle indicazioni e patologie verificate e autorizzate dalle autorità sanitarie dopo gli studi di tipo III. Gli studi possono verificare sia l'efficacia o tollerabilità del farmaco in particolari gruppi di pazienti, sia l'effettiva efficacia della terapia nella normale pratica clinica, oppure l'efficacia comparata con altre terapie. Ad esempio si può mettere in relazione un farmaco con una terapia di un principio attivo di azienda concorrente, oppure verificare i costi per il SSN di una terapia con il farmaco in esame, rispetto a quella con farmaci concorrenti.

7.3
GMP nel resto del mondo

Le GMP, nelle edizioni in vigore nelle diverse nazioni, sono usate dalle industrie farmaceutiche di oltre 100 paesi nel mondo (tra cui Australia, Canada, Giappone, Singapore ecc.), sempre con prescrizioni articolate e sofisticate. Negli Stati Uniti è in vigore la versione della FDA, che funge da riferimento anche per le nazioni straniere con mercato negli Stati Uniti.

La FDA presiede la regolamentazione dei prodotti alimentari e dei farmaci e diffonde le linee di condotta relativa alle GMP tramite il meccanismo del Registro federale e delle numerose linee guida dirette all'industria. Le GMP negli Stati Uniti sono una combinazione di leggi (principalmente il CFR 21, parti 210 e 211), linee guida e altra documentazione interna, come le Guide alle procedure di conformità e alcune parti del Manuale di ispezione delle operazioni produttive.

Le GMP statunitensi (US GMP) si applicano secondo quanto è definito nel regolamento FDA (21 CFR210.1), in cui si sancisce che debbano essere considerate "Norme di buona fabbricazione *minime* e *correnti*". Questo permette alla FDA di mantenere le medesime linee guida (emesse per la prima volta nel 1976), avendo dichiarato infatti che le regole stesse devono essere considerate "dinamiche" e costantemente suscettibili di possibili variazioni applicative, che vanno di pari passo con l'insorgenza di nuove tecnologie e conoscenze.

Le pubblicazioni della FDA, incluse quelle interne, sono soggette alla legge sulla libertà dell'informazione negli Stati Uniti, e ciò comporta che quasi tutti i documenti succitati possano essere scaricati dal sito web della FDA stessa.

Glossario delle GMP

GMP	*Good Manufacturing Practices*
cGMP	*current Good Manufacturing Practices*
FDA	*Food and Drug Administration*
AIFA	Agenzia Italiana del FArmaco
API	*Active Pharmaceutical Ingredient*
QP (PQ)	*Qualified Person* (Persona Qualificata)
ISS	Istituto Superiore della Sanità
EMEA	*European Medicines Agency*
AIC	Autorizzazione all'immissione in commercio: autorizzazione da parte dell'autorità regolatoria a vendere un farmaco

7.4
Figure di un'azienda farmaceutica previste dalle GMP

Il capitolo 2 delle GMP europee sancisce che le figure chiave di cui un'azienda farmaceutica deve dotarsi sono la *persona qualificata*, il responsabile di produzione e il responsabile del controllo qualità.

7.4.1
Persona qualificata

Per quanto riguarda l'applicazione in Italia, i compiti della *persona qualificata* sono elencati nell'art. 52 del decreto legislativo 219/2006. In particolare viene messo l'accento sul "compito di vigilare che ogni lotto di medicinali sia prodotto e controllato

con l'osservanza delle norme di legge e delle condizioni imposte in sede di autorizzazione alla immissione in commercio del medicinale" e sulle attività volte a "controllare che, nel caso di medicinali di provenienza da paesi non appartenenti alla Comunità
Economica Europea, ogni lotto di produzione importato sia oggetto di un'analisi qualitativa completa, di un'analisi quantitativa di almeno tutte le sostanze attive e di qualsiasi altra prova e verifica necessaria a garantire la qualità dei medicinali nell'osservanza delle condizioni previste per l'AIC, fatto salvo quanto stabilito da eventuali
accordi di mutuo riconoscimento".

La persona qualificata rappresenta inoltre il ruolo di contatto con AIFA sia per la
comunicazione di problemi che devono essere segnalati alle autorità (ad esempio, non
conformità o problemi su lotti commercializzati), sia durante l'esecuzione delle ispezioni periodiche che AIFA esegue presso i vari siti produttivi, allo scopo di verificarne
l'idoneità alla produzione e il rispetto delle norme di buona fabbricazione.

L'idoneità di una persona a ricoprire il ruolo di persona qualificata viene certificata
da AIFA per mezzo di un proprio decreto. La persona che intende ricevere l'attestato di
idoneità deve essere in possesso di requisiti specifici sia in termini di curriculum di studi
(per esempio, laurea in Farmacia, CTF o altre equivalenti, con un elenco preferenziale di
materie di studio), sia in termini di curriculum lavorativo (per esempio, esperienza biennale in un laboratorio di controllo qualità), sia in termini di abilitazioni specifiche (per
esempio, il superamento dell'esame di stato e l'iscrizione all'albo dei farmacisti).
Eventuali deroghe alle richieste di legge sono ammesse, ma devono essere valutate da
AIFA insieme al ministero dell'Istruzione e Università e al ministero della Salute.

Le aziende produttrici devono avere almeno una persona qualificata all'interno
della propria realtà produttiva. Viene riconosciuta dal Decreto 219/2006 la possibilità
che un'azienda possa avere più di una persona qualificata (sostituto del titolare), che
possa occuparsi di diverse unità produttive all'interno della stessa officina farmaceutica, oppure svolgere i compiti di sostituto durante assenza della persona qualificata titolare. Anche il sostituto della persona qualificata deve essere riconosciuto idoneo da
AIFA e deve essere notificato dall'azienda. Se un'azienda è in possesso di più siti produttivi, deve dotarsi di una persona qualificata per ogni sito produttivo.

Un apposito allegato delle GMP Europee (Allegato 16) chiarisce le responsabilità
ultime relative alla decisione di immettere i lotti di farmaco prodotti sul mercato. Negli
Stati Uniti, le responsabilità della persona qualificata sono conferite nell'ambito del
gruppo di *assicurazione qualità* della società. In Europa, tale figura può essere ricoper-
ta da diverse cariche, anche non all'interno del gruppo di assicurazione qualità, come
alti dirigenti, responsabili di Unità ecc.; nei paesi membri del PIC/S[1], laddove sussi-
stessero non conformità sulla qualità del farmaco, la persona qualificata rischia multe
e pene detentive. Negli Stati Uniti, tali responsabilità sono attribuite al *Chief Executive
Officer* (CEO) della società.

---

[1]   Vedere par. 6.1.

7.4.2
Responsabile di produzione

È richiesto al responsabile di produzione, tra le altre cose, di:
- assicurare che i prodotti siano realizzati e conservati in conformità alla appropriata documentazione, così da ottenere la qualità richiesta;
- approvare le istruzioni operative utilizzate durante le produzioni e assicurarne le richieste implementazioni;
- assicurare che le registrazioni di produzione siano valutate e firmate da una persona autorizzata prima del loro invio al controllo qualità;
- controllare lo stato di manutenzione del proprio dipartimento, delle strutture e della strumentazione;
- assicurare che le opportune convalide vengano eseguite;
- assicurare che l'addestramento iniziale e continuativo richiesto sia eseguito e aggiornato secondo le necessità;
- autorizzare procedure scritte o altri documenti e gli eventuali aggiornamenti;
- verificare lo stato di igiene della struttura.

7.4.3
Responsabile di controllo qualità

È richiesto al responsabile di controllo qualità, tra le altre cose, di:
- certificare lo stato di qualità delle materie prime, materiali di confezionamento, intermedi, *bulk*[2] e prodotti finiti;
- valutare i *batch record*[3];
- assicurare che tutti i necessari test siano stati eseguiti;
- approvare le specifiche, le istruzioni di campionatura, i metodi analitici e altre procedure di controllo qualità;
- approvare e monitorare ogni analista sotto contratto;
- verificare lo stato di manutenzione del proprio dipartimento, strutture e strumentazioni;
- assicurare che le convalide richieste siano state eseguite;
- assicurare che l'addestramento iniziale e continuativo richiesto sia eseguito e aggiornato secondo le necessità;
- autorizzare procedure scritte, o altri documenti, e gli eventuali aggiornamenti;
- monitorare e controllare l'ambiente di produzione;
- verificare lo stato di igiene della struttura.

---

[2] Formulazione chimica immediatamente precedente alla formulazione chimica finale.
[3] Documentazione attestante le operazioni svolte durante la produzione di un determinato lotto.

7.4.4
Assicurazione di qualità

L'assicurazione di qualità è il gruppo a cui viene delegata la responsabilità che tutto ciò che viene eseguito all'interno dell'officina farmaceutica sia in accordo alle GMP.

È richiesto all'assicurazione di qualità, tra le altre cose, di:

- verificare che i prodotti siano costruiti e sviluppati secondo le GMP;
- garantire che la documentazione di controllo qualità e produzione sia conforme ai principi delle GMP;
- garantire che le responsabilità manageriali siano assicurate;
- garantire che il prodotto finito sia correttamente processato e controllato;
- assicurarsi che i medicinali non siano immessi in circolo di commercio o di uso prima che essi siano stati rilasciati da una persona qualificata;
- assicurarsi che esistano sistemi adatti a garantire che i medicinali siano conservati, distribuiti e conseguentemente maneggiati in modo da mantenerne inalterata la qualità per tutto il loro periodo di validità;
- gestire cambi, deviazioni e fuori specifica.

7.5
Principi

I principi su cui si basano le GMP sono relativi a diversi aspetti, che possono essere comunque riassunti in:

- addestramento;
- validazione;
- documentazione;
- tracciabilità;
- qualità.

Il fine ultimo è sempre la garanzia del livello qualitativo del farmaco. Per le GMP, l'obiettivo si raggiunge applicando, in maniera ampia, estesa e controllata, i principi sopra descritti. Essi non sono da considerarsi disgiunti l'uno dall'altro; ad esempio, l'applicazione di un addestramento è necessariamente legata al sistema di documentazione, che a sua volta serve a garantire la tracciabilità (in questo caso della "storia" della persona addestrata) e può essere considerato parte integrante della validazione di un operatore. Il Capitolo 8 tratta in modo più approfondito questi principi e la loro applicazione in ambiti biotecnologici e farmaceutici.

Applicazioni pratiche delle GMP

8

A. Schiavi e A. Lorini

8.1
Principi delle GMP

Come appena visto nel capitolo precedente, i principi su cui si basano le GMP sono sostanzialmente cinque:

1. addestramento del personale;
2. validazione (convalida) dei mezzi di produzione;
3. documentazione relativa a tutte le fasi e i controlli di produzione;
4. tracciabilità dei lotti;
5. Sistema di Qualità.

Di seguito, oltre ad approfondirne i concetti, ci addentriamo in alcuni aspetti legati all'applicazione delle GMP in due campi diversi, il farmaceutico e il biotecnologico.

8.2
Personale

Il personale deve sempre essere correttamente addestrato e aggiornato, e con le competenze richieste; l'addestramento deve essere sì iniziale ma anche continuativo nel tempo. Se necessario, addestramenti già avvenuti devono essere ripetuti. L'esito degli addestramenti deve essere sempre verificato e monitorato.

8.2.1
Applicazione in farmaceutica classica

L'applicazione della richiesta in un'azienda farmaceutica classica inizia con la scelta del personale adeguato per lo svolgimento delle operazioni. In particolare, saranno necessarie professionalità diverse secondo le aree di occupazione delle persone e le mansioni alle quali queste sono dedicate.

Ad esempio, per il personale che svolge le proprie attività nell'ambito del magazzino farmaceutico sarà richiesta la conoscenza e la certificazione per l'utilizzo del carrello elevatore e dovrà essere garantita dall'azienda una formazione in ingresso sui sistemi di immagazzinamento, etichettatura e movimentazione del materiale. Sempre più ampia risulta la richiesta, anche per queste figure apparentemente a contenuto tecnologico non elevato, di conoscenza di sistemi informatici complessi per la gestione delle merci a magazzino e per la documentazione delle attività eseguite nella propria area. Le aziende quindi investono molto del loro tempo nella crescita professionale del personale, per trasformarlo da mero "mulettista" a personale con capacità di interfacciarsi con computer, scrivere e comprendere procedure e documentare quanto fatto nel proprio ambito.

In altre realtà dovranno essere privilegiate competenze meccaniche, ad esempio nell'ambito della manutenzione delle macchine di produzione. Una linea di confezionamento, per complessità e per applicazione di elettronica, rappresenta per le aziende del ramo chimico-farmaceutico l'equivalente di una Ferrari per un meccanico d'auto. Quindi la ricerca di meccanici competenti dal punto di vista tecnico è importante per l'efficienza degli impianti. Alla competenza di base va aggiunta sempre la formazione assidua sulle richieste delle *Norme di Buona Fabbricazione*, volte soprattutto ad affiancare la conoscenza delle procedure farmaceutiche alla realtà di manutenzione. Per esempio, deve essere sempre ribadita la necessità di documentare in maniera completa ed esauriente le operazioni di manutenzione e modifica delle linee farmaceutiche, in sinergia con le funzioni di assicurazione qualità.

Nell'ambito del laboratori analitici, ci si orienta sempre più alla ricerca di personale con scolarità almeno di livello medio-superiore (perito chimico, ad esempio) per l'esecuzione di analisi complesse ed elaborate.

In ogni caso, una persona che entri a far parte di un'azienda farmaceutica dovrà avere un programma iniziale di formazione teorico-pratica, mirato a fornire sia una conoscenza di base delle procedure e dei sistemi aziendali, sia una conoscenza delle metodologie impiegate in azienda. Il concetto applicato normalmente è quello di assicurare un iniziale training teorico sulle GMP e le procedure, seguito da un periodo di affiancamento, all'inizio del quale la nuova persona osserva le operazioni eseguite da un operatore esperto. Seguirà infine un periodo nel quale il nuovo assunto dovrà eseguire le operazioni sotto la supervisione di un operatore esperto. Il termine del periodo di addestramento verrà sancito da una certificazione attestante che la persona è in grado di eseguire autonomamente le operazioni previste per il proprio profilo e che la formazione prevista nel piano di addestramento iniziale è stata completata.

Un approccio simile viene richiesto anche nel caso di assenze prolungate dal posto di lavoro (ad esempio, dopo un'assenza per maternità).

Ogni addestramento deve essere documentato e archiviato.

Da non disgiungere dalla formazione sulle norme di buona fabbricazione, l'addestramento volto a portare a conoscenza della persona norme di sicurezza e dispositivi di prevenzione e protezione necessari all'esecuzione di una certa operazione. Dovrà essere posta la giusta enfasi quindi sul rispetto di tutte le richieste di legge e aziendali che hanno lo scopo di prevenire gli infortuni e gli incidenti.

8.2.2
Applicazione in biotecnologie

La differenza maggiore che si ritrova nelle aziende biotecnologiche, rispetto all'industria farmaceutica classica, è legata alla professionalità e alla specializzazione del personale dedicato alla produzione.

Mentre nel farmaceutico classico è possibile delegare e impiegare personale che abbia raggiunto nella carriera livelli di professionalità generici e non altamente specializzati, nel biotecnologico questo risulta ancora difficile, vista l'innovazione delle metodiche. Pertanto, è prassi trovare in una unità di produzione di una industria biotecnologica quasi esclusivamente personale laureato o altamente specializzato.

Questa alta specializzazione e la richiesta di conoscenze tecnologiche e biologiche si riflette a cascata anche su altri gruppi, in primis quelli di controllo qualità, assicurazione qualità e regolatorio.

Il livello stesso degli addestramenti deve quindi necessariamente comprendere, oltre alle nozioni relative alle procedure aziendali e alle norme comportamentali legate alle produzioni, nozioni scientifiche che possano garantire una coscienza tecnica da parte di tutti gli operatori e che si traducano in maggiore sicurezza sul prodotto.

8.3
Validazione

Nel settore farmaceutico viene richiesto che a monte dell'approvazione della produzione e del commercio di un farmaco siano validati un insieme di aspetti direttamente o indirettamente collegati alla qualità del farmaco stesso; perchè un aspetto sia "validato", si intende che vengano compiute e documentate una serie di attività con lo scopo di dimostrare che un processo sia qualitativamente ripetibile e riproducibile e che il risultato finale di un processo sia realmente quello atteso.

La ripetibilità e la riproducibilità sono considerate anche indici della capacità del processo di rendere un prodotto conforme alle specifiche di riferimento, dichiarate e approvate in sede di rilascio dell'Autorizzazione all'Immissione in Commercio (AIC). La buona riuscita delle convalide è vincolante per l'approvazione del farmaco e quindi per il rilascio sul mercato dei lotti di prodotto.

La convalida può essere relativa ai processi (*Process Validation*), alla strumentazione (*Equipment Validation*), all'impianto di Produzione (*Utilities Validation*), ai sistemi informativi (*Computer Validation* – eseguite secondo le GAMP descritte nel Capitolo 7), ai sistemi di pulizia (*Cleaning Validation*), ai metodi analitici (*Analytical Method Validation*).

8.3.1
Applicazione in farmaceutica classica

L'aspetto di convalida degli impianti di produzione, dei sistemi informativi utilizzati e di tutte le *utilities* che contribuiscono a rendere idoneo un prodotto rappresenta una parte fondamentale delle attività di un'industria farmaceutica. Quindi le attività di qualifica non si limitano a verificare che le macchine di produzione e gli strumenti di controllo siano installati e operino correttamente rispetto alle loro specifiche di ordine e consegna, ma anche che ad esempio i condizionamenti, che mantengono le condizioni di temperatura controllata dei magazzini o dei locali di produzione, siano tali da garantire il mantenimento di queste condizioni in ogni stagione, sia grazie alle loro caratteristiche costruttive (potenza dei motori, tipo di raffreddamento, numero e portata dei sistemi di raffreddamento e riscaldamento) sia tramite i monitoraggi della temperatura.

Queste attività vengono portate avanti sia al momento dell'installazione di nuovi impianti o macchinari, sia quando questi vengono modificati o aggiornati, per verificare che il sistema modificato mantenga i requisiti desiderati, sia periodicamente, per verificare il mantenimento del controllo sul sistema.

Una volta dimostrato che gli impianti e le utility collegate siano adeguate al tipo di produzione, si dovrà procedere alla convalida dei processi produttivi provvedendo a verificare che, mantenendo fissi i parametri di processo, il prodotto ottenuto abbia caratteristiche costanti e sia conforme alle specifiche. Importante risulta verificare il comportamento del processo non solo con i normali parametri di produzione, ma appurandone il comportamento quando si opera con le macchine impostate ai valori limite di processo, stabiliti durante le fasi di sviluppo. Ciò permette di presumerne il comportamento a fronte di condizioni *borderline* degli impianti utilizzati.

Normalmente viene accettato di effettuare la convalida di processo su tre lotti consecutivi di produzione industriale. Quando non fosse possibile avere a disposizione tre lotti industriali, è accettabile utilizzare i risultati anche di produzioni pilota confrontate con una produzione industriale.

Gli approcci a queste problematiche, così come a quelle di *cleaning validation*, sono stabiliti in base sia ad affermazioni consolidate a livello di cGMP, sia a standard di approccio alle stesse problematiche fra le varie aziende.

Per quanto riguarda invece la convalida dei metodi analitici, si fa riferimento alle norme dell'International Conference of Harmonization (ICH) che ha stabilito un approccio armonizzato comune e accettato dalle normative di tutti i paesi.

8.3.2
Applicazione in biotecnologie

In campo biotecnologico, la logica di validazione della strumentazione non è certo semplice: spesso le nuove tecnologie sulle quali vengono sviluppati i nuovi bio-farmaci sono basate su derivati della ricerca e dunque su supporti innovativi e di recente ideazione. Pertanto viene a mancare l'esperienza consolidatasi negli anni relativamente ai sistemi di convalida degli strumenti: i protocolli di convalida devono dunque molto spesso essere creati "per la prima volta", e ciò comporta la richiesta di uno sforzo maggiore da parte degli utilizzatori e dei responsabili di convalida.

In generale, peraltro, la convalida dei processi produttivi basati su biotecnologie si lega alla presenza ineluttabile di supporti biologici: laddove si parli di prodotti biologici, si parla necessariamente di variabilità. Spesso si rende necessario individuare parametri di convalida che siano definiti entro limiti apparentemente "ampi" o definiti secondo specifiche relative alla dispersione di un determinato parametro all'interno di una popolazione, ma che per natura può, in individui singoli, non essere rappresentativa di una devianza senza che questo identifichi necessariamente un difetto del processo.

8.4
Documentazione

Il sistema di documentazione deve essere tale da permettere la trasmissione di informazioni in maniera chiara, univoca e avulsa da errori; questo è valido sia per le fasi produttive che per le fasi di analisi. Tutte le operazioni condotte in una officina farmaceutica devono essere, infatti, condotte in conformità a documenti scritti, approvati, distribuiti e recepiti.

La distribuzione dei documenti è controllata, così come la sostituzione di documenti obsoleti (ad esempio, in seguito a revisione).

Il sistema documentale fornisce anche un supporto per depositare dati grezzi, in seguito all'acquisizione degli stessi.

Il sistema di documentazione costituisce una necessità primaria per molti motivi e il suo impiego si applica in diversi campi. Ad esempio, un corretto sistema di documentazione fornisce un supporto per:
-   definire e gestire il sistema di formazione del personale;
-   ridurre il rischio di errori derivanti da comunicazioni verbali;
-   assicurare la standardizzazione delle attività;
-   fornire uno strumento per depositare l'operato e i dati acquisiti;
-   garantire la rintracciabilità dei dati;
-   documentare lo stato di una attività.

Per poter gestire la documentazione in modo efficace è però necessario istituire un sistema di gestione che si basi sull'utilizzo di metodi di codifica, preveda standard di formato e faciliti il più possibile la consultazione dei documenti stessi.

Tra i diversi tipi di documenti generalmente richiesti vi sono:
-   manuale della qualità, in cui sono definite le politiche di qualità aziendali; in genere prevede la creazione di un Sistema di Qualità e riporta le direttive con cui raggiungere il livello qualitativo richiesto;
-   linee guida, in cui sono depositate le direttive e gli standard da perseguire per la gestione dei processi;
-   procedure operative standard (POS), in cui sono depositate in dettaglio le operazioni che devono essere eseguite limitatamente a una specifica parte di processo;

- protocolli, che hanno la funzione di documentare il programma di lavoro definito prima dell'inizio dell'attività;
- rapporti, in cui sono depositati i dati acquisiti durante un lavoro.

Il tipo di documenti a supporto del sistema di qualità è sostanzialmente il medesimo, sia nel farmaceutico classico che nel biotecnologico.

8.5
Tracciabilità

L'acquisizione e la deposizione di dati in documenti scritti è alla base della rintracciabilità dei lotti. Tutto ciò che è correlato alla qualità di un farmaco deve essere tracciato e rintracciabile. Il sistema di tracciabilità può essere basato su supporto cartaceo e/o informatico, purché esso sia validato.

8.5.1
Applicazione in farmaceutica classica

La tracciabilità di ogni materiale utilizzato nella produzione farmaceutica deve essere garantita, sia in termini di prodotti utilizzati per ottenere un farmaco, sia nelle fasi di distribuzione del farmaco stesso.

Tutti i materiali utilizzati devono provenire da origini controllate e approvate dall'azienda, che ha il compito di verificare le attività di produzione dei propri fornitori sia attraverso il controllo dei materiali in entrata, sia attraverso verifiche ispettive periodiche presso le sedi dei fornitori. I lotti devono essere identificati per mezzo di codici univoci, in modo tale che si possa risalire all'origine dei materiali. I produttori di principi attivi farmaceutici devono sottostare alle norme di buona fabbricazione e lo stesso vale per produttori di eccipienti con caratteristiche o utilizzi particolari (per esempio, produttori di glicoli utilizzati nella produzione di colliri).

L'Europa viene attualmente investita da un grande dibattito per l'approvazione di fornitori di principi attivi da Paesi extraeuropei, per esempio Cina e India. L'Italia richiede che i fornitori di questi Paesi siano in possesso di una certificazione di conformità alle GMP rilasciata da un Paese dell'Unione Europea a seguito di ispezione dell'autorità sanitaria. Gli altri Paesi ritengono sufficiente avere la dichiarazione, da parte della persona qualificata dell'azienda, che il fornitore rispetta le GMP sulla base di un proprio audit documentato.

La tracciabilità all'interno di un'azienda viene garantita per mezzo di codici e lotti che possono essere sia scritti in chiaro e letti dalle persone, sia codificati per mezzo di codici a barre letti con appositi lettori, che garantiscono il riconoscimento dei materiali. L'utilizzo di questi sistemi è subordinato alla convalida del sistema informatico di gestione.

La tracciabilità dei prodotti nella catena distributiva, per l'azienda, deve essere garantita fino al livello del grossista che distribuisce il prodotto alle farmacie. La tracciabilità dei farmaci a valle dei grossisti, per la tipologia di rifornimento delle farmacie e di gestione della distribuzione all'ingrosso, risulta attualmente di non facile ricostruzione. Le farmacie infatti possono ricevere farmaci dello stesso lotto da diversi grossisti in momenti diversi e, a fronte di richieste su una singola confezione, può risultare difficoltoso ricostruire a ritroso i movimenti del materiale. Una soluzione allo studio è rappresentata dall'aggiunta, alle confezioni di farmaci, di un chip RFID programmabile, che memorizza le informazioni riferite al percorso logistico effettuato e possono essere lette dalle aziende. Questa applicazione può essere utile nella lotta alla contraffazione dei farmaci, ma al momento risulta comunque costosa per un'applicazione a tappeto su tutti i farmaci. Viene utilizzata in via sperimentale su alcuni farmaci particolarmente critici e costosi.

8.5.2
Applicazione in biotecnologie

Nel caso del biotecnologico, la necessità di garantire tracciabilità è particolarmente problematica soprattutto laddove sia legata alle materie prime: esse infatti spesso sono reperibili in commercio con un livello di qualità non ancora perfettamente adeguato al mondo farmaceutico, in quanto legato alla ricerca cui per lo più sono ancora dirette. Spesso, infatti, la qualità delle materie prime è presente, ma non certificata, visto appunto il settore di mercato per cui sono principalmente prodotte. Questo comporta, da parte delle aziende biotecnologiche, un lavoro di caratterizzazione e di approfondimento della qualità del prodotto acquistato che deve essere necessariamente supportato da indagini gestite attraverso un rapporto con il fornitore.

Tracciare il materiale biologico

L'origine di molti materiali di partenza è a volte di natura ospedaliera (ad esempio, sieri autologhi, plasma e derivati fisiologici). Il loro reperimento avviene quindi mediante l'interazione con realtà cliniche pubbliche e private.
In questi ambiti, il sistema di codifica e di tracciabilità dei prodotti è strettamente legato ai dati sensibili dei pazienti (nomi e cognomi), che per motivi di privacy non possono essere manipolati in genere dalle aziende farmaceutiche.
Viene richiesta dunque la creazione di un sistema di gestione di questo tipo di materie prime, che possa da una parte garantire la tracciabilità delle stesse, mentre dall'altra riesca a garantire l'anonimato del donatore. I campioni vengono codificati in modo che non siano direttamente riferibili ai pazienti, ma che si possa conservare il riferimento tra paziente e materiale biologico, necessario alle fasi successive della terapia. In questo modo i dati sensibili restano gestiti dalle unità ospedaliere – già attrezzate e autorizzate ai sensi della legge sulla privacy – e l'azienda biotecnologica è a conoscenza solo di codici anonimi.

8.6
Sistema di Qualità

La produzione, il controllo e il rilascio di ogni singolo lotto devono essere gestiti in un Sistema di Qualità. Tale sistema deve essere certificato, periodicamente revisionato e deve garantire, oltre ai punti succitati, la gestione di deviazioni, fuori specifica, cambi e in generale di tutti gli aspetti che possano influenzare la qualità di un farmaco.

8.6.1
Applicazione in farmaceutica classica

L'azienda farmaceutica ha la necessità di mantenere controllate le proprie attività e di gestire nel migliore dei modi sia la routine, sia i problemi, sia le modifiche che si vadano man mano rendendo necessarie per la gestione dei processi produttivi.

La gestione, ad esempio, di deviazioni e fuori specifica è necessaria sia per valutare quanto i problemi di produzione o di laboratorio possano impattare su un prodotto, e quindi avere effetti negativi sui pazienti, sia a verificare eventuali criticità aziendali, consentendo di focalizzare problemi ricorrenti e aree critiche che devono essere corrette. Importante quindi risulta non solo la verifica dei motivi per i quali un singolo evento si è manifestato e quale effetto può avere avuto sul prodotto, ma anche una verifica periodica dei problemi e la loro classificazione in tipologie omogenee, che permettano di evidenziare problemi su una particolare macchina o su eventuali lacune formative del personale da colmare.

La gestione dei cambi è fondamentale sia per verificare l'impatto di questi sullo stato del prodotto fabbricato, sia per mantenere aggiornate le autorità rispetto a quanto eseguito da un'azienda. Vi sono infatti cambi che devono essere richiesti e autorizzati dalle autorità, prima di essere approvati, che vanno dalla modifica di un fornitore di principi attivi alla modifica di un processo produttivo, all'acquisizione di nuove tecnologie non autorizzate dalle autorità durante le loro visite ispettive.

8.6.2
Applicazione in biotecnologie

Tra le problematiche relative al mondo biotecnologico, vi è la difficoltà di garantire flussi generalmente consolidati e assodati in ambiente farmaceutico, che sono in qualche modo legati al quantitativo di prodotto finale. Tali difficoltà sono spesso dovute ai bassi quantitativi di prodotto ottenuto o alla loro breve emivita, o ancora al fatto di dover essere prodotti e rilasciati in tempi brevissimi.

Questo si riflette in particolare su due aspetti: la conservazione dei *controcampioni* (o *retention samples*) e le indagini di fuori specifica (o OOS, *Out of Specification*).

Mentre nel caso dei *retention samples* è possibile comunque richiedere alle autorità regolatorie – in fase di sottomissione del dossier – una deroga dai quantitativi necessari richiesti (come previsto dall'Allegato 19 delle GMP), nel secondo caso le indagini di OOS si possono scontrare inevitabilmente da una parte con le necessità di rilasciare il prodotto in tempi brevi – visti i tempi richiesti generalmente per tali indagini – e dall'altra con i quantitativi spesso richiesti per ri-eseguire dei test durante le indagini.

Tante cellule o poche cellule?

Spesso, in ambito biotecnologico, il prodotto finale è costituito da cellule – autologhe o eterologhe – destinate all'infusione nel paziente. Il materiale di base è fornito dallo stesso paziente o da un donatore opportuno ai quali devono essere prelevate cellule in un quantitativo sufficiente alla re-infusione e contemporaneamente anche a eseguire tutti i test indispensabili per tenere sotto stretto controllo il processo. La difficoltà di reperire un grande quantitativo di cellule a tali scopi, come si può immaginare, è anche una questione etica, oltre che fisiologica. Pertanto, vengono fatti grandi sforzi al momento della creazione del protocollo clinico – e della sottomissione dei dossier regolatori – per trovare un giusto e giustificabile equilibrio tra quantitativi di cellule destinate come prodotto finale e quantitativi di cellule dedicate ai test.
La disponibilità di un quantitativo inferiore di materiale per i controlli può essere compensata con una cura speciale dei processi di analisi, ma garantisce un'inferiore invasività nei confronti di donatore o paziente, oltre a mantenere quantitativi adeguati di terapia destinata all'infusione nel paziente.

F. Ceriotti

9.1
Introduzione

Per quanto riguarda la qualità nell'ambito di un laboratorio clinico, sia esso di tipo generale che specialistico (biologia molecolare virologica, genetica o ematologica, microbiologia, spettrometria di massa ecc.), è opportuno, oltre che alla norma fondamentale ISO 9001:2000, fare riferimento ad un paio di altre norme: la ISO 17025 e, in particolare, la ISO 15189:2007. Quest'ultima norma, intitolata *Medical laboratories – Particular requirements for quality and competence* è quella che sarà seguita in termini di contenuti, mentre per quanto riguarda la strutturazione della trattazione sarà seguito il processo di lavoro del laboratorio clinico. La descrizione delle attività e gli esempi che sono forniti derivano specificamente dall'esperienza di chi scrive, ma i principi e le prassi enunciate nelle pagine seguenti travalicano comunque i confini del laboratorio di analisi cliniche e possono essere applicati, con i necessari adattamenti, a qualsiasi tipo di laboratorio che esegua analisi di tipo chimico. Naturalmente l'enfasi sulle varie fasi del processo sarà differente in base alla tipologia dei campioni da analizzare o al tipo di tecnologia analitica utilizzata.

9.2
Considerazioni generali

Un requisito essenziale per fornire risultati di qualità, in qualsiasi campo, è quello dell'indipendenza di giudizio. Il laboratorio deve essere libero da interessi e condizionamenti di tipo commerciale. Un secondo requisito essenziale è quello della competenza tecnica del personale direttivo. Senza addentrarsi in aspetti legislativi, che possono essere molto diversi in base al tipo di laboratorio, è possibile indicare alcuni requisiti essenziali che un direttore dovrebbe possedere:

- competenza per garantire la gestione economica del laboratorio, incluso il processo del budget;
- competenza scientifica;
- competenza organizzativa e di gestione del personale.

Infine dovrebbe essere in grado di fornire consulenza ai clinici dell'ospedale o ai medici che operano sul territorio.

Un laboratorio gestito secondo i principi della qualità deve avere un *quality manager* o responsabile della gestione per la qualità. I suoi compiti sono essenzialmente quelli di implementare, gestire e migliorare continuamente il sistema qualità, attraverso l'attivazione di una serie di indicatori. È sua responsabilità preparare rapporti periodici alla direzione sulle condizioni del sistema, promuovere lo sviluppo e la crescita del Sistema Qualità attraverso attività di formazione, organizzare audit interne e sovrintendere al completamento di azioni correttive e preventive che traggano origine da non conformità e/o reclami. Usualmente non è suo compito quello di gestire le attività di Controllo di qualità interno e della Valutazione esterna di qualità (vedi più avanti), attività che è più opportuno siano direttamente gestite dai responsabili tecnici delle varie aree del laboratorio, ma sicuramente ne definisce le linee guida e sorveglia che le attività siano attuate in modo corretto e sistematico.

Tra le responsabilità della direzione, oltre a quella di una definizione della politica per la qualità, critica è quella di definire con chiarezza le responsabilità del personale e i rapporti gerarchici. La definizione di rapporti chiari è di fondamentale importanza: spesso le non conformità del risultato finale sono figlie di una non sufficiente chiarezza nell'attribuzione delle responsabilità, che può portare ad un calo di attenzione su un dato processo e, inevitabilmente, alla sua deriva.

Altro punto di rilievo e di difficile attuazione è la messa in atto di processi di comunicazione efficaci. Il trasferimento in tempo reale delle informazioni, il loro recepimento e la loro comprensione da parte delle funzioni interessate è un aspetto rilevante per un lavoro di qualità. Si tende spesso a sommergere di notizie i collaboratori, rendendo difficile cogliere quelle di rilievo o, al contrario, essi sono tenuti all'oscuro di tutto. In un ambiente in continuo cambiamento, fornire istruzioni e addestramento adeguati nei tempi giusti alle persone giuste è un'operazione più complessa di quanto possa sembrare.

La gestione dell'attività deve essere basata sul PDCA: per ciascuna area di attività vanno definiti gli obiettivi, vanno pianificate le modalità per il loro raggiungimento e devono esservi indicatori per la verifica ed eventuali azioni correttive in caso di problemi.

Iter per l'attivazione di un nuovo esame

Introdurre una nuova prestazione nel menu degli esami eseguiti può sembrare una banalità, ma richiede un iter complesso che si articola su 3 fasi e almeno 15 passaggi che esigono il coordinamento dell'attività di molte persone operanti in strutture differenti.

Fase a. Verifiche di fattibilità. L'idea o la necessità di introdurre una nuova prestazione può avere le origini più varie, ma per avviare l'iter occorrono una
serie di valutazioni preliminari: 1. un'analisi di mercato (quante analisi ci
saranno richieste?); 2. un'indagine sui sistemi analitici disponibili e sulla
loro compatibilità con quanto già esistente in laboratorio, ovvero sulla
necessità di acquisire nuova strumentazione; 3. una valutazione preliminare dei costi (se la compatibilità economica non c'è, probabilmente è inutile avviare il processo). Queste attività sono a carico del responsabile del-
l'area in cui l'esame sarà eseguito o del responsabile del laboratorio.

Fase b. Superato con successo questo primo passaggio, si passa alla scelta del
sistema analitico: 4. richiesta delle offerte ai possibili fornitori (negli enti
pubblici, sotto forma di gara se la fornitura supera una certa entità) e qui
entra in gioco anche la parte amministrativa che si affianca a quella tecnica per la valutazione delle caratteristiche del fornitore. Scelto il reattivo è
necessario: 5. valutazione delle prestazioni, sulla base di criteri predefiniti i cui risultati vanno verificati anche dal responsabile dell'assicurazione
qualità. In questa fase vanno verificati ad esempio gli intervalli di riferimento e gli eventuali requisiti per prelievo, conservazione e trasporto del
campione.

Fase c. Attivazione dell'esame. È quella più complessa e articolata in cui molte
attività devono andare in parallelo: 6. definizione dei parametri per l'inserimento nel sistema informatico: sigle, unità di misura, tipo di conteni-
tori, tempi per la refertazione ecc. (a carico del responsabile dell'esecuzione dell'esame); 7. inserimento nel sistema informatico; 8. definizione
del prezzo (o meglio dei prezzi per i vari listini), attività complessa che
richiede la collaborazione di responsabili tecnici, amministrativi e di controllo gestione; 9. aggiornamento listini; 10. verifica della corretta funzionalità del tutto; 11. preparazione della necessaria documentazione (istruzioni operative) e addestramento del personale; 12. inserimento del nuovo
prodotto (ed eventualmente del nuovo fornitore) nel data base del sistema
informatico per gli ordini a carico dell'economato; 13. ordine dei reattivi;
14. aggiornamento del data base contenente le specifiche dei servizi forniti; 15. comunicazione (interna al personale del laboratorio, al personale
allo sportello, ai clienti interni [ospedale] ed esterni).

Molti dei passaggi possono essere gestiti attraverso un unico sistema informatico
sofisticato, ma in organizzazioni complesse comunque le aree di responsabilità
coinvolte sono almeno 5: responsabile tecnico dell'esame, assicurazione qualità,
economato, addetto al sistema informatico, addetto alle comunicazioni.

9.3
Gestione della documentazione

Uno dei cardini della gestione della qualità in laboratorio è il controllo e la gestione dei documenti. Indispensabile un manuale della qualità, che l'ISO 15189 chiede sia organizzato su 23 paragrafi che comprendono la lista delle analisi eseguite. I documenti che servono per una gestione efficace di un moderno laboratorio possono essere estremamente numerosi. Per esempio, un laboratorio clinico di medie dimensioni gestisce 300/500 diversi tipi di analisi, 30/40 diversi tipi di apparecchiature analitiche, con vari livelli di automazione. Per ciascuna delle analisi e per ciascun tipo di analizzatore è necessario disporre di istruzioni operative che possono essere preparate dal laboratorio stesso o messe a disposizione dai produttori del kit diagnostico.

Tutte queste istruzioni devono essere mantenute costantemente aggiornate, corrette, approvate da chi ha la competenza e l'autorità per farlo e devono essere presenti sul posto di lavoro. Esse rappresentano la strumento base sia per garantire standardizzazione dei comportamenti e quindi riproducibilità dei risultati, sia come trasparenza e garanzia verso l'esterno relativamente alle modalità operative adottate, ai metodi di misura, alla gestione della strumentazione, del controllo di qualità ecc.

Dato che una parte, anche rilevante, di questa documentazione è di origine esterna (manuali d'uso, foglietti esplicativi preparati dalle ditte produttrici), assume particolare importanza il controllo della documentazione di origine esterna.

9.4
Addestramento del personale

La disponibilità di documenti con il sufficiente livello di dettaglio è un elemento importante per l'addestramento del personale. La disponibilità di personale competente costituisce un elemento chiave per la qualità del risultato finale. È necessario quindi prevedere un'attività di addestramento opportunamente documentata. In un moderno laboratorio l'inserimento di nuovi metodi e nuove tecnologie analitiche è continuo, da qui deriva la necessità di un continuo riaddestramento. La documentazione di questa attività non è semplice e richiede una programmazione e una verifica formale mediante check-list.

9.5
Flusso di lavoro del laboratorio

9.5.1
Fase preanalitica

È la parte maggiormente complessa (Fig. 9.1) in quanto comprende una serie di attività che si svolgono al di fuori del laboratorio e spesso non sono sotto il suo diretto con-

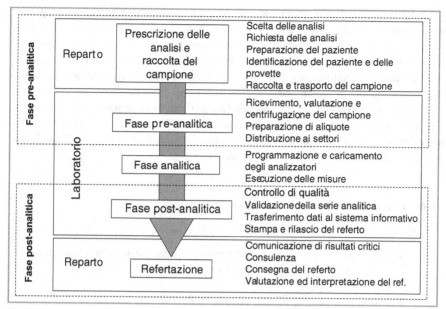

Fig. 9.1 Rappresentazione schematica del flusso di lavoro in un laboratorio clinico

trollo. Garantirne la qualità in questa fase non è quindi facile, infatti è comunemente indicata come quella in cui avviene la percentuale più elevata di errori [16]. Garantire la qualità di questa fase è però molto importante in quanto, se il campione biologico non è adeguato, qualsiasi altro sforzo per ottenere un risultato di qualità diventa vano.

Qualità del campione. Per garantire la qualità del campione è necessaria una serie di interventi di informazione, formazione ed istruzione:
- informazioni relative ai tempi e modi per accedere al servizio;
- istruzioni relative alla preparazione del paziente;
- istruzioni relative alle modalità di prelievo (modalità di esecuzione del prelievo, tipo di contenitore, tipo di materiale necessario, quantità di campione, effetto della postura ecc.);
- istruzioni relative alle modalità di trasporto e conservazione del campione (tempo e temperature di conservazione, precauzioni per il trasporto).

Identificazione del campione e della richiesta. È necessario garantire la congruenza fra campione e richiesta, la presenza di tutti i dati necessari, non solo quelli relativi al campione, ma anche al richiedente. Per garantire questi aspetti, il supporto dell'informatica è fondamentale poiché garantisce l'identificazione positiva del campione mediante etichette con codice a barre, i collegamenti on line con il richiedente, il trasferimento on line dei dati identificativi nonché degli esami richiesti. È fondamentale garantire la rintracciabilità del campione, ma anche dell'operatore che ha eseguito il prelievo.

Il laboratorio, oltre a fornire le informazioni necessarie affinché tutto quanto descritto possa avvenire, deve anche eseguire attività di verifica che garantiscano che i campioni non idonei (per esempio, emolizzati non conservati alla corretta temperatura, prelevati con l'anticoagulante errato ecc.) siano identificati e scartati prima di entrare nella fase analitica per non correre il rischio di fornire risultati errati a causa della scarsa qualità del campione.

La fase preanalitica all'interno del laboratorio riguarda la preparazione di eventuali aliquote per la conservazione del campione, la centrifugazione, l'estrazione ecc. In queste attività l'aspetto di qualità più rilevante è la garanzia dell'assenza di qualsiasi possibilità di scambio tra i campioni (Tabella 9.1).

Tabella 9.1 Esempi di indicatori di qualità della fase preanalitica

Attività	Indicatore
Prelievo	Numero e percentuale di campioni non idonei (emolizzati, insufficienti, conservati a temperatura errata ecc.)
Trasporto	Tempi e temperature di trasporto
Identificazione	Campioni scambiati, campioni "persi"
Preanalitica in laboratorio	Provette rotte in centrifuga, estrazioni non riuscite ecc.

9.5.2
Fase analitica

Rappresenta il *core business* del laboratorio e, come tale, è e deve essere strettamente controllata.

9.5.2.1
Valutazione preliminare e validazione dei metodi analitici

I metodi di analisi utilizzati possono essere stati sviluppati dall'industria oppure messi a punto all'interno del laboratorio. Per i reattivi commerciali, a partire dal dicembre 2005, data dell'entrata in vigore definitiva della Direttiva europea sui diagnostici in vitro [17], recepita dallo stato italiano con il Decreto legislativo 332 del 2000, è indispensabile la presenza del marchio CE. I laboratori che producono risultati utilizzati dai clinici a scopo di diagnosi, di monitoraggio o di prognosi possono usare solo reattivi marcati CE, questo non vale invece per le attività non ad uso clinico, ma solo a scopo di ricerca; infine la direttiva non si applica ai reattivi preparati in casa.

Nel caso di metodi sviluppati in casa, però, è necessario procedere attraverso l'utilizzo dei principi della progettazione secondo ISO 9001:2000: definizione degli elementi in ingresso (analisi di mercato, definizione delle specifiche di qualità, dei costi, dei tempi di produzione ecc.), sviluppo del metodo, verifiche, validazione attraverso il confronto con *gold standards*.

Nel caso di metodi forniti dall'industria, per quanto dotati di marchio CE, è necessario attuare un processo di valutazione prima della messa in uso, per garantire che la qualità necessaria, garantita sulla carta dal produttore, sia realmente ottenibile nelle condizioni di uso corrente. È necessario inoltre, nel momento in cui il nuovo metodo viene a sostituirne uno in uso, verificare che la qualità analitica non vada a peggiorare e che non siano mutati ad esempio gli intervalli di riferimento.

Per garantire la qualità della fase analitica, è necessario operare su due fronti: da una parte la prevenzione, attraverso la messa in atto di una serie di attività di taratura e manutenzione delle apparecchiature, dall'altra il controllo di qualità interno e la verifica esterna di qualità.

9.5.2.2
Controllo di qualità interno

Il controllo di qualità interno (CQI) si attua attraverso una serie di attività che si differenziano a seconda che si tratti di risultati di tipo qualitativo (presente-assente, positivo-negativo) o quantitativo su scala continua.

Nel primo caso, non sono possibili particolari elaborazioni statistiche e ci si limita all'introduzione nella serie analitica di appositi campioni di controllo positivo e negativo che devono essere sempre presenti per garantire l'assenza di rumori di fondo o inquinamenti che potrebbero portare a falsi positivi (controllo negativo) o il corretto funzionamento di tutto il sistema (controllo positivo).

Nel caso di risultati numerici su scala continua è invece possibile un controllo statistico [18].

Il CQI è lo strumento che deve consentire al laboratorio di ottenere un allarme nel momento in cui il sistema analitico produce risultati che vanno al di fuori di un livello di qualità analitica predefinito; consente inoltre al laboratorio di ottenere informazioni sulla precisione e sulla stabilità del sistema analitico.

Per attuare un programma di CQI sono necessari 4 passaggi:
- la definizione, per ciascuna analisi, del livello di qualità da raggiungere;
- l'individuazione delle caratteristiche analitiche del metodo in termini di precisione ed esattezza;
- identificare le regole di controllo dal rapporto fra qualità analitica disponibile e qualità necessaria, in base alle specifiche definite;
- mettere in atto il programma con l'utilizzo di materiali con le necessarie caratteristiche di stabilità, omogeneità, commutabilità e concentrazione.

9.5.2.3
Valutazione esterna della qualità

È un processo organizzato da un'agenzia esterna (istituzionale, scientifica o commerciale) che distribuisce ai laboratori partecipanti campioni incogniti, raccoglie quindi i risultati ottenuti e li elabora producendo rapporti che consentono al laboratorio di confrontarsi con gli altri, di ottenere informazioni sull'esattezza delle proprie misure, sia rispetto a medie di consenso (media di tutti i partecipanti o di tutti quelli che utilizzano sistemi analitici simili al suo), sia verso il valore vero (valore ottenuto con metodi di riferimento). Idealmente quest'ultimo è il modo corretto di interpretare la valutazione esterna della qualità (VEQ), ma purtroppo quasi tutti i materiali utilizzati sono affetti dal problema della non commutabilità, cioè tendono a comportarsi in modo diverso dai campioni freschi dei pazienti e quindi introducono bias che non sono effettivi, cioè sono presenti solo quando si misura il materiale di controllo, non quando si analizzano i campioni dei pazienti.

9.5.2.4
Taratura delle apparecchiature

Per garantire risultati corretti, ma anche tempi di refertazione certi, è indispensabile che la strumentazione analitica utilizzata, oltre ad avere in partenza le caratteristiche adatte (valutazione preliminare che deve essere completata prima della messa in uso del reattivo/sistema analitico), sia tarata e mantenuta adeguatamente. Il processo di taratura può essere interpretato in due accezioni: per gli strumenti come bilance, termostati, frigoriferi e pipette (dove le grandezze in gioco sono massa e temperatura) è necessario un confronto con campioni o termometri di riferimento (valori assegnati dal Sistema Italiano di Taratura, SIT); per tutti quelli che producono risultati analitici derivanti da reazioni chimiche o da un insieme di processi chimici e fisici, la situazione è più complessa e la taratura di singoli elementi (misure di volume, di temperatura, di assorbenza ecc.) diventa una condizione necessaria, ma non sufficiente a garantire un risultato accurato. In questi casi il processo passa attraverso l'utilizzo di materiali "calibratori" che hanno valori assegnati dal produttore del sistema analitico o del reattivo.

9.5.2.5
Tracciabilità metrologica

Per ottenere risultati accurati, è necessario che i valori assegnati ai calibratori siano tali da consentire la tracciabilità (riferibilità) a un sistema di riferimento, quando esista. Per sistema di riferimento si intende l'insieme di materiali di riferimento, metodi di riferimento e laboratori di riferimento. Quando esistono tutti e tre questi elementi (e questo accade per un numero limitato di analisi), la riferibilità del dato può arrivare all'unità del Sistema Internazionale (SI). Se invece uno o più elementi sono mancanti, la possibilità di riferibilità si ferma a livelli più bassi. Il laboratorio dovrebbe essere in grado di documentare il grado di riferibilità di tutte le sue misure.

9.5.2.6
Manutenzione

Per quanto riguarda la manutenzione, è necessario che sia eseguita ai tempi previsti, sia in proprio, per quanto riguarda gli aspetti più semplici, sia attraverso contratti con il produttore o con addetti dell'Ingegneria clinica. Anche questa attività deve essere adeguatamente documentata e molti analizzatori oggi, oltre a mettere in atto automaticamente una serie di operazioni, le registrano e, se queste non sono eseguite, bloccano l'ulteriore proseguimento dell'attività lavorativa (Tabella 9.2).

Tabella 9.2 Indicatori di qualità della fase analitica

Indicatori di qualità della fase analitica
- Risultati del controllo di qualità interno
- Risultati delle valutazioni esterne di qualità
- Tempi di produzione
- Numero e tipologia di errori

9.5.2.7
Rintracciabilità

Un Sistema Qualità adeguato deve garantire rintracciabilità di operatori, lotti di reattivi utilizzati, calibrazioni, analizzatori. Non c'è una modalità univoca per raggiungere questo scopo, dipende molto dal livello di informatizzazione e dal tipo di attività eseguita. Naturalmente, la possibilità di automatizzare l'identificazione degli operatori mediante l'uso di password, badge o addirittura le impronte digitali non fa che accrescere la sicurezza e, nello stesso tempo, semplificare la documentazione del processo, ma anche la semplice firma o sigla su un registro o su una check-list rispondono bene ai requisiti. Le strumentazioni analitiche oggi disponibili in genere permettono la registrazione di tutti i dati che consentono di risalire al lotto di reattivo utilizzato, al lotto di calibratore ed alla data di calibrazione. Quando il lavoro è eseguito in manuale è invece necessario prevedere la raccolta sistematica di tutte queste informazioni.

Infine, fondamentale è la garanzia del collegamento fra campione ricevuto e risultati ottenuti. Anche qui l'informatica rappresenta la soluzione definitiva al problema. L'uso di codici a barre e di collegamenti online permette di mettere in atto un sistema a prova di errore. Il fattore umano può rappresentare il punto debole, per ridurre al minimo la possibilità di errore. Quando è necessario l'intervento di un operatore (lettura di un vetrino, trascrizione di un risultato ecc.), è indispensabile che i passaggi siano semplici (ad esempio, vetrini identificati mediante bar-code per eliminare i possibili errori da trascrizione di codice) e ridondanti (un secondo operatore o un secondo controllo della correttezza del dato inserito). Il sistema informatico di gestione deve consentire di tracciare tutto il processo (vedi oltre per le varie fasi), ma nello stesso tempo deve essere protetto da accessi indesiderati (i dati sanitari sono sempre dati sensibili) e deve essere validato per evitare di introdurre errori clamorosi (attribuzione dei risultati ai pazienti errati) o bias nei calcoli. Infine, il sistema deve garantire la conservazione dei dati, che quindi devono essere salvati in modo sicuro (copie di back-up) così da evitare una loro perdita.

Formula leucocitaria errata

A un paziente che veniva per la prima volta nel nostro laboratorio (quindi non esistevano risultati precedenti) veniva refertata una formula leucocitaria normale. In realtà il paziente era portatore noto di una leucemia linfatica cronica e quindi metteva in discussione i risultati ottenuti. Ripetuto l'emocromo su un secondo prelievo (erano passati alcuni giorni e il campione originale non era più utilizzabile), si confermavano i valori numerici di globuli bianchi e globuli rossi, ma non la formula, che effettivamente risultava completamente differente. Un'analisi del processo consentiva di identificare che la causa dell'errore era stata la digitazione errata del codice del vetrino. La formula di un soggetto normale era stata attribuita al paziente in questione. Azione correttiva: poiché i vetrini sono preparati da un'apparecchiatura automatica, invece di stampare solo il numero identificativo verrà fatto stampare anche il corrispondente codice a barre, che potrà essere letto con una penna ottica evitando così qualsiasi errore di digitazione e quindi di identificazione del paziente.

9.5.2.8
Magazzino

La gestione del magazzino rappresenta una tappa cruciale nel processo di rintracciabilità, ma, se eseguita con strumenti informatici sofisticati, permette anche di ottenere informazioni rilevanti rispetto ai consumi e alla qualità dei fornitori (puntualità e correttezza delle consegne).

9.5.3
Fase post-analitica

La fase post-analitica include essenzialmente il processo di trasferimento dei risultati dagli analizzatori al sistema informatico di gestione, le operazioni di convalida
(validazione) dei risultati stessi, la stampa e la consegna dei referti.

Il processo di trascrizione manuale dei risultati è estremamente rischioso. È
descritto che, in un ambiente tranquillo, la frequenza di errori da digitazione è di
circa il 3%. Se si pensa che un grande laboratorio (grande rispetto alle dimensioni
medie italiane, in Giappone o in USA esistono realtà 20-30 volte più grandi) si producono 2000-3000 referti ogni giorno e ciascuno in media contiene oltre una venti-
na di numeri (attenzione, numeri, non analisi, ci sono analisi che danno luogo anche
a 20-30 risultati, come ad esempio l'esame emocromocitometrico o l'esame delle
urine), ogni giorno vengono prodotti 40.000-60.000 risultati (a parte il tempo necessario alla digitazione manuale), 1500 risultati errati al giorno non sarebbero accettabili per nessun motivo. L'informatica, attraverso il trasferimento "online" dei risultati, ci mette invece in condizione di ridurre la possibilità di errore al minimo (nella
nostra realtà, gli errori attribuiti alla fase di trascrizione dei risultati si contano sulle
dita di una mano).

9.5.3.1
Validazione dei risultati

Prima di rilasciare il dato per la stampa, è indispensabile validare i risultati, cioè
accertarne la coerenza e la congruenza. Questa attività di controllo permette di identificare eventuali errori introdotti in qualsiasi fase precedente del processo (pre-ana-
litica e post-analitica). È fortemente supportata dalla presenza di un adeguato sistema informatico che può contenere regole più o meno sofisticate in modo da porre in
evidenza risultati aberranti (o supposti tali) in quanto particolarmente elevati o bassi,
oppure differenti dai precedenti. Esistono anche sistemi esperti che permettono di
rilasciare automaticamente il risultato per la stampa solo quando nessuna di una serie
di regole pre-impostate è violata (limiti di plausibilità clinica del risultato, differenza rispetto a dati precedenti, congruenza con il risultato di altre analisi che esplora-
no lo stesso processo fisiopatologico).

La fase conclusiva è rappresentata dalla stampa, eventuale assemblaggio di allegati, firma e distribuzione del referto.

Queste attività oggi sono quasi completamente elettroniche, compresa la firma,
posta a convalida della congruenza complessiva e della completezza del referto. La
completa informatizzazione pone al riparo da una serie di possibili problemi, come la
mancanza di parti del referto per errori nel suo assemblaggio piuttosto che la distribuzione nella sede errata, e riduce i tempi per la distribuzione (Tabelle 9.3 e 9.4).

Tabella 9.3 Indicatori di qualità della fase post-analitica

- Numero di errori nella trascrizione dei risultati
- Risultati patologici comunicati in ritardo o non comunicati

Tabella 9.4 Indicatori generali di qualità del processo

- Numero e percentuale di referti in ritardo
- Numero e percentuale di pazienti richiamati per la ripetizione del prelievo
- Reclami
- Risultati di questionari di soddisfazione

Qualità e ricerca

Qualità e ricerca

A. Lanati e L. Cavenaghi

10

I principi e le tecniche di qualità hanno origine nell'industria manifatturiera, ma il valore del loro impiego in un ambito più generalizzato è ormai parere consolidato. Perché allora non considerarne l'applicazione anche in settori dove la produzione è più intellettuale che materiale, come il campo della ricerca scientifica?

10.1
Quale ricerca?

La ricerca scientifica ha subito una profonda trasformazione nel corso degli ultimi decenni. Da una parte si avvale di approcci tecnologici sempre più sofisticati, che necessitano spesso di una convergenza di conoscenze e attrezzature non sempre disponibili in un solo laboratorio, dall'altra ormai attinge solo a finanziamenti erogati per rispondere a domande precise in contesti di interesse ben identificati.

L'approccio multidisciplinare richiesto oggi dagli studi scientifici impone che i centri di ricerca siano collegati in reti di collaborazione, per unire competenze specifiche nei diversi campi di indagine, e che si dotino o trovino accesso a risorse tecnologiche sempre più complesse e costose. La necessità di gestione si amplia dunque dalle attività del singolo laboratorio a una rete di collaborazioni e di strutture. Questo livello di complessità trova il massimo riverbero nelle stesse istituzioni di ricerca che, attive su diversi filoni, devono effettuare scelte strategiche sulle linee di ricerca da potenziare e sulle competenze e infrastrutture da sviluppare internamente o a cui poter aver accesso attraverso collaborazioni con altri centri. Le scelte strategiche, dal singolo laboratorio fino alla direzione scientifica di istituto, non potranno prescindere da un'attenta valutazione delle possibilità di finanziamento, tenendo conto che il successo di una politica di *fund rising* si basa non solo sul valore delle competenze espresse dai soggetti proponenti e riconosciute a livello internazionale, ma anche sulla fattibilità del progetto che deve convincere sia per i presupposti scientifici che per gli aspetti organizzativi.

In questo contesto, gli istituti di ricerca si stanno rendendo conto della necessità di strutturarsi secondo un'organizzazione di tipo aziendale, in cui le scelte strategiche e le conseguenti indicazioni operative siano il risultato di un processo decisionale articolato e completo, che prende avvio dall'analisi del contesto e conserva precisi indirizzi nella scelta dei progetti e nel loro sviluppo. Il Sistema di Qualità secondo le ISO 9000 si candida di diritto quale riferimento a cui tendere, in quanto modello organizzativo tra i più noti e diffusi. Vi è previsto che la direzione operi come primo approccio un'analisi accurata dei requisiti del mercato, sui quali si basano poi le decisioni strategiche condensate nella politica e negli obiettivi di qualità, un riferimento sicuro per tutta la struttura. L'organizzazione secondo il modello ISO 9000 ha il vantaggio poi di essere intrinsecamente orientata al risultato – in particolare alla soddisfazione degli *stake holders* – e all'ottimizzazione delle risorse.

In questo nuovo contesto multidisciplinare, anche la figura del ricercatore ha subito una trasformazione significativa: da appassionato studioso solitario a manager di un gruppo di persone con competenze e formazione diversa, che a sua volta si rapporta con altri gruppi per raggiungere obiettivi a breve e medio termine, di cui deve rispondere agli enti finanziatori. Allo stesso ricercatore non basta quindi il semplice approccio scientifico, il solo impegno a provare o confutare una teoria. A partire dalla fase di semplice proposta progettuale, dovranno essere definite le risorse e i mezzi, in termini umani, economici, materiali e di infrastrutture. Lungo il corso del progetto occorrerà gestire aspetti legati a coordinamento di personale e comunicazione tra gruppi, accesso a infrastrutture, approvvigionamento di materiali e strumenti, reperimento di fondi, relazioni con finanziatori. Infine, tutto il materiale della conoscenza dovrà essere organizzato adeguatamente per l'archiviazione, al fine di non disperdere un importante patrimonio di risultati. Di fatto la conduzione del progetto richiede, oltre alle competenze scientifiche, un'attenzione sempre maggiore sia agli aspetti gestionali che a quelli economici connessi alla ricerca stessa.

Attualmente la ricerca viene ricondotta a diverse tipologie: la ricerca di base, la ricerca traslazionale, la ricerca applicata in ambito industriale e la ricerca clinica. La ricerca di base si considera tradizionalmente *curiosity driven*, vale a dire mossa dal solo desiderio di dare risposta alla sete di conoscenza. Di fatto, oggi la ricerca è sempre più orientata a identificare meccanismi cellulari e molecolari di funzioni vitali e loro alterazioni negli stati patologici. La ricerca traslazionale porta queste conoscenze verso la loro applicazione e, molto spesso, rappresenta la naturale evoluzione di un filone di ricerca di base. Non a caso anch'essa si svolge prevalentemente nelle università e nei centri di ricerca pubblici o privati. La ricerca applicata, per sua stessa natura, si svolge presso laboratori di realtà industriali. Tradizionalmente legata ai settori di sviluppo delle Big Pharma, ha subito una profonda evoluzione negli ultimi decenni, che hanno visto in tutto il mondo la nascita di piccole iniziative attorno al possibile sviluppo di idee originali in un contesto applicativo. È il caso tipico dell'ambito biotecnologico, che ha visto il fiorire di start-up e spin-off molto spesso avviate proprio da ricercatori di base per sfruttare le potenzialità emerse dalle proprie scoperte. Si parte dai risultati della ricerca di base (una sostanza, un processo, un oggetto) e se ne industrializzano[1] le caratteristiche per la produzione. Infine, la ricerca clinica rappresenta il momento di verifica in ambito ospedaliero della validità di nuovi approcci terapeutici con l'applicazione di protocolli controllati, quasi sempre in stretto contatto con l'ambito farmaceutico/biotecnologico.

Risulta abbastanza evidente che la ricerca in ambito applicativo, sia farmaceutico/biotecnologico che clinico, proprio per la sua vocazione allo sviluppo di strumenti per la salute, esige un controllo normativo estremamente rigoroso. Di conseguenza, i risultati e le caratteristiche dei prodotti devono essere garantiti sia in termini di principio d'azione che di riproducibilità produttiva a livello industriale. Lo sviluppo applicativo, avendo come obiettivo la standardizzazione di processi produttivi, di natura codificabili, agevola molto l'applicazione di modelli di sviluppo. Per questa ragione in questi ambiti la qualità ha trovato ampia applicazione. Il caso della ricerca di base è diverso, perché non ha avuto forti pressioni esterne alla standardizzazione dei prodotti e dei protocolli erogati e quindi storicamente non ha posto uguale attenzione all'ambito del controllo dei processi.

La sempre maggior interazione fra l'ambito di base e quelli applicativi ha portato a evidenziare questo elemento di discontinuità, riducendo in parte la possibilità di trasferimento dei risultati ottenuti dalla ricerca di base in contesti applicativi. Principi, metodologie, norme di qualità offrirebbero un indirizzo di gestione fondamentale per mettere in comunicazione il fornitore di ricerca sperimentale e il fruitore dei suoi prodotti. In primo luogo sarebbero chiariti i termini del trasferimento, in seguito gli stessi principi darebbero un sostanziale contributo alla gestione del progetto in modo coerente alle esigenze, pur lasciando ampio margine alla libertà "scientifica" del ricercatore.

La ricerca traslazionale ha valenza di ponte tra due mondi di ricerca diversi, coniugando le esigenze dell'una e dell'altra sponda. Può cogliere dunque i vantaggi di un'applicazione della qualità ai due estremi. Nel seguito ci occupiamo in modo più approfondito di alcuni aspetti connessi alla gestione in qualità nella ricerca di base e nella ricerca applicativa, che hanno caratteristiche ben differenti. La qualità nella ricerca clinica è argomento del Capitolo 11, dedicato alle norme di buona pratica clinica (*Good Clinical Practice*, GCP).

10.2
La qualità nella ricerca di base

È impensabile applicare i principi delle buone prassi di produzione (GMP) alla ricerca: vincoli così stretti nella realizzazione dei campioni e nella gestione in generale

---

[1] Per industrializzazione si intende l'adattamento del prodotto alle esigenze di una linea produttiva per consentirne la realizzazione in modo costantemente omogeneo su larga scala, mantenendo compatibilità con tutti i vincoli di una produzione: tecnologici, economici, ambientali. A volte richiede che si agisca sull'idea originale – pur mantenendone le caratteristiche funzionali – con modifiche di materiali, reagenti, forme, sequenze di operazioni o di assemblaggio e così via.

del laboratorio costituirebbero una gabbia che impedirebbe creatività e innovazione. Le GLP, nate nell'industria per evitare che si nascondessero risultati di impatto sulla salute pubblica, costituiscono un set di regole che garantiscono l'affidabilità del prodotto finale in termini di sicurezza e di documentazione, ma di nuovo non sono strumento di ottimizzazione né di gestione. Le ISO sono volontarie e danno suggerimenti di conduzione, non regole fisse. Hanno dunque la possibilità di essere calibrate sulle esigenze e sulle caratteristiche del laboratorio o dell'istituto di ricerca. Richiedono che siano chiariti alcuni concetti chiave, come gli obiettivi, le responsabilità, le modalità di gestione della documentazione, ed esigono un certo rigore nell'applicazione delle regole che il centro di ricerca decide di darsi. Il rigore non è certo un valore estraneo a questo mondo: ne è un esempio il metodo scientifico, che applica precisione e controllo/monitoraggio come strumenti essenziali della cultura della ricerca di base. Si tratta di allargare il campo di applicazione dei controlli alla gestione dell'intero progetto.

10.2.1
Requisiti iniziali

Le norme ISO richiedono che alla partenza di un progetto siano chiari alcuni concetti di base: le esigenze del cliente finale, l'obiettivo dello sviluppo, le condizioni di lavoro dell'organizzazione, ivi compresi gli aspetti di recupero e gestione delle risorse di qualsiasi natura, materiale (economico-finanziarie, strumentali, infrastrutturali) e immateriale (competenze specifiche, proprietà intellettuale), le caratteristiche che dovrà avere il prodotto finale. Di norma un progetto di ricerca prende avvio da un'idea che difficilmente è accompagnata dalla certezza di quello che sarà il suo reale risultato finale, meno ancora dalla visione della sua applicazione in termini industriali. È anche naturale che i risultati dei progetti di ricerca di base non siano industrializzati: per l'esecuzione degli esperimenti e la definizione delle metodiche si utilizzano materiali e mezzi a disposizione del laboratorio o facilmente reperibili. Non costituisce per esempio un vincolo la pericolosità di manipolazione (tutti gli operatori sono ampiamente formati e con cultura approfondita) né il ricorso a molte operazioni manuali o continue tarature. L'impostazione di un progetto secondo i canoni della qualità prevede – prima dell'inizio dello sviluppo – l'analisi delle esigenze del fruitore del risultato finale e durante lo sviluppo il mantenimento della coerenza con i requisiti richiesti. Se il ricercatore di base intravede potenzialità applicative nel progetto in cui è impegnato, farà bene a individuare e mantenere presenti i vincoli che la ricerca industriale dovrà rispettare per sviluppare il prodotto. In questo modo, potrà impostare lo studio in modo da concentrare l'impegno e i frutti del lavoro nella migliore direzione. Il "prodotto" consegnato alla ricerca applicata sarà definito in maniera più accurata (materiali, processi, validazioni) e consentirà un'accelerazione della partenza produttiva, con indubbi vantaggi di tutte le parti coinvolte, compresa la salute pubblica.

10.2.2
Pianificazione

Dell'utilità della pianificazione di un progetto di ricerca abbiamo accennato nel box del par. 5.2.1.2, mostrando come l'uso di un semplice strumento di relazione temporale e causale possa supportare il ricercatore a capo di un'unità o di un progetto nel definire un quadro chiaro delle attività e dei loro mutui legami di dipendenza. In questo modo si liberano risorse mentali e temporali da dedicare più proficuamente alle attività di ricerca. Nella pratica, i vantaggi sono molteplici. Una collaborazione fra diversi gruppi richiederà la convergenza temporale di sottoprogetti volti a trasmettere conoscenze o dotare di prodotti intermedi (ad esempio vettori, linee cellulari, topi ingegnerizzati) gli altri partner per il completamento del progetto. Un aspetto che riveste particolare importanza è la gestione e la programmazione delle forniture di materiali e strumenti, specialmente quando i progetti si svolgono coinvolgendo più unità di ricerca e più sedi: la mancanza di disponibilità di un reagente di cui non si è verificata per tempo la reale disponibilità o che si è scoperto all'ultimo momento non adatto all'uso può ritardare le fasi della ricerca e avere impatto sul lavoro di più di un gruppo o di più di un ramo di attività.

Uno dei vantaggi più significativi è la possibilità – con un quadro di controllo – di mantenere la direzione senza disperdersi in rivoli divergenti, concentrare l'impiego di cervelli e risorse sulle strade che – in seguito a opportune analisi e valutazioni – risultano le più promettenti. Questo consente di allargare campo e obiettivi della ricerca se si registrano opportunità, mantenendo uniformità col progetto o aprendo nuovi filoni in modo coscientemente coerente con le risorse a disposizione. Tutto possibile e agevolato, se si mantiene una visione globale, organizzata e coerente del progetto e se le fasi, i risultati intermedi, sono opportunamente registrati e valutati.

10.2.3
Documentazione

Un aspetto particolare della ricerca universitaria è il coinvolgimento di personale di diversa esperienza, spesso in fase di formazione (laureandi, dottorandi) e con elevato *turn over*. La scarsa abitudine a registrare e far registrare in modo completo ed esaustivo condizioni e risultati intermedi di studi ed esperimenti rischia di far perdere informazioni o riferimenti importanti. Il ricercatore universitario è abituato a condensare il lavoro di anni in pubblicazioni e articoli, nei quali tratta di fatto solo la strada che ha portato a risultati positivi. È più difficile che resti traccia dei risultati negativi e di quelli che non si sono inseriti in un contesto tale da giustificarne la pubblicazione. In realtà, tutte le informazioni, se registrate, sono di grande utilità per non ripercorrere strade analoghe nel futuro, come fonte di ispirazione per progetti diversi o per sondare approcci alternativi. Un sistema di qualità realizzato su modello ISO 9001 aiuta nella definizione delle categorie di documenti, dei flussi informativi, delle regole essenziali per la registrazione delle informazioni e la loro conservazione o reperimento.

Biobanche

Dal sito del più importante *biorepository* italiano (www.biorep.it):
"L'uso di colture di cellule umane o di DNA derivato come risorsa primaria nelle indagini multidisciplinari è ormai diffusissima in tutto il mondo scientifico. Questi studi consentono importanti progressi scientifici che costituiscono la base per diagnosi precoci, prevenzione e/o nuove cure per malattie. Da pochi microlitri di linfociti isolati dal sangue o da un piccolo frammento bioptico è possibile realizzare colture immortalizzate di cellule che possono essere utilizzate da ricercatori in tutto il mondo per lo studio di malattie genetiche. Gli studi di screening farmacologici sono condotti a livello globale, da vari gruppi di ricercatori, usando un numero molto ampio di pazienti. Inoltre, il rapido progresso nella ricerca sulle cellule staminali richiederà ben presto la realizzazione di strutture in grado di conservarle in modo adeguato per il successivo trapianto. Per queste ragioni emerge la necessità di creare grandi infrastrutture in grado di raccogliere, processare e crioconservare grandi quantità di campioni biologici (sangue, cellule, tessuti, acidi nucleici e altri fluidi biologici) in banche specializzate (*biorepository* o centri di risorse biologiche)".
La gestione di una Banca biologica pone problemi complessi sia per la sicurezza per i campioni che per i dati clinici associati. La biobanca deve avere un Sistema di Qualità Certificato (ISO, GMP, FACT ecc.) basato su Procedure Standard (SOPs) riconosciute a livello internazionale, con un sistema informatico rispettoso delle leggi sulla privacy in vigore, che consente la tracciabilità sia del materiale biologico che delle informazioni cliniche associate. Queste ultime devono essere conformi alle linee guida internazionali (EOCD, NCI, ISBER ecc.) per la realizzazione dei Centri di Risorse Biologiche (CRB).

Una documentazione essenziale e corretta può aiutare nella gestione e conservazione dei campioni, intendendo sia la registrazione corretta degli esperimenti e dei risultati, che dei prodotti intermedi (costrutti, lisati di cellule, insomma tutto quello che riempie frigoriferi e congelatori). Spesso si conservano campioni di progetti molto vecchi, non avendone una descrizione esaustiva, il che, di fatto, ne vanifica il valore. Al contrario è fondamentale conservare soprattutto lo storico del progetto: rapporti sui procedimenti, sulle misure, su condizioni e risultati ecc. Se le registrazioni sono garantite da un Sistema Qualità, rappresenteranno un valido riferimento per ogni ricerca futura e una fonte corretta e completa di informazioni se diventerà necessario utilizzare il campione. D'altra parte una corretta preservazione (spesso a temperature estremamente basse) e catalogazione dei campioni per anni – se può rappresentare un'importante risorsa – deve essere anche valutata in termini di costi economici. La gestione di un gran numero di campioni non è generalmente alla portata delle capacità di un singolo gruppo di ricerca, ma è opportuno che rientri nel contesto di una politica centralizzata (ad esempio, la costituzione di banche di tessuti). La gestione di biobanche pone questioni che la qualità può governare, come si è accennato nel box che precede.

Naturalmente poter ridurre la necessità di conservare campioni per anni attraverso una corretta valutazione della loro importanza libera spazi e attrezzature di laboratorio che diventano preziose risorse per i progetti in essere. L'economia aziendale poi insegna che i magazzini e le scorte sono costi che incidono pesantemente sulla gestione economica di un qualsiasi ente.

10.2.4
Indicatori e controlli

Quando gli aspetti economici si fanno preponderanti, è imperativo avere una corretta percezione dei costi reali, delle modalità di controllo dell'impiego delle risorse e della qualità dei risultati prodotti. Un centro di ricerca, indipendentemente dalla sua natura giuridica, tipologia e dimensione, deve essere nella posizione di poter fornire competenze e attività di ricerca e supporto ai possibili fruitori della ricerca di base prodotta. Un'organizzazione gestita per processi come indicato dalle norme ISO è in grado di calcolare agevolmente i costi, avendo standardizzato le attività, registrato a grandi linee gli impegni relativi ed essendo in grado di attribuire a ciascuna un peso economico. Questa consapevolezza economica è particolarmente utile nel caso di progetti sponsorizzati dall'industria, che difficilmente dà finanziamenti veri e propri, ma più spesso corrispettivi a titolo di rimborso delle spese sostenute, personale incluso. Una corretta organizzazione di un centro di ricerca può quindi dare una diversa consapevolezza nel formulare le richieste e nel generare i consuntivi.

Sono al contrario di più complessa definizione gli indicatori relativi alla qualità della ricerca, una valutazione che assume grande importanza per i sostenitori della ricerca all'atto dell'attribuzione dei finanziamenti. Vengono premiati e supportati quegli studi e quei gruppi di ricerca che esprimono valori coerenti con i canoni definiti dai finanziatori. Nel box seguente è riportato l'esempio di come una grande fondazione per il sostegno alla ricerca intende la valutazione della qualità dei progetti scientifici. In generale, saranno individuati i principali parametri di valutazione – vale a dire le caratteristiche dello studio scientifico considerate più importanti – e i relativi criteri di valutazione – vale a dire come attribuire un giudizio di merito. La difficoltà, in questo caso, sta nel fatto che la valutazione del valore della ricerca non può essere effettuata su canoni predefiniti, ma resta affidata a giudizi personali. Il problema si sposta quindi dai criteri di valutazione, difficili da codificare, alla scelta degli esperti a cui commissionare la valutazione, ai quali deve essere affidata una fiducia incondizionata. Se vogliamo leggere in termini di principi di qualità, il controllo della qualità della valutazione è curato tramite una selezione ponderata e attenta dei "fornitori" dell'attività intellettuale di giudizio e tramite la definizione delle procedure per la fase di valutazione. Il ricercatore a conoscenza delle modalità di valutazione in ogni caso potrà orientare meglio la stesura del progetto e lungo lo svolgimento della ricerca finanziata da un ente sarà consapevole di quali aspetti tenere sotto controllo per una riuscita complessivamente soddisfacente del lavoro.

La valutazione del valore consuntivo della ricerca scientifica è fatta principalmente attraverso il fattore d'impatto (*Impact Factor – IF*) delle pubblicazioni nella letteratura scientifica. Questo parametro dà un valore indicativo legato al valore medio della rivista e, per semplice trasposizione, una misura dell'interesse, della rilevanza scientifica e dell'utilità dello studio effettuato. Un criterio più stringente per valutare la produzione scientifica di un ricercatore è considerato il *citation index*, che riporta il numero di citazioni ricevuto da ogni sua pubblicazione, vale a dire una misura dell'interesse diretto suscitato dai suoi risultati nella comunità scientifica.

Valutazione della ricerca scientifica – di Lucia Monaco[2]

La valutazione della ricerca scientifica è un'attività cruciale sia per la validazione dei risultati oggetto di pubblicazione sulle riviste scientifiche sia per la selezione per il finanziamento di progetti di ricerca. In entrambi gli ambiti, il sistema di valutazione riconosciuto dalla comunità scientifica internazionale è quello del *peer review*, cioè della revisione affidata ai pari, scienziati competenti e indipendenti.
In Italia, la fondazione Telethon, che finanzia la ricerca sulle malattie genetiche, applica i principi del *peer review*, attuando "una valutazione scientifica nel merito, regolamentata, anonima, competente, terza e indipendente", avvalendosi di una commissione medico-scientifica, composta da 30 scienziati di fama internazionale; la maggioranza dei membri della commissione (27 su 30) sono stranieri, per garantire la massima obiettività e indipendenza di giudizio. La commissione si avvale anche del parere di valutatori esterni, scelti a livello mondiale tra gli esperti più vicini al campo di interesse della ricerca in oggetto. L'intero processo è gestito da un ufficio scientifico composto da professionisti provenienti dal mondo della ricerca, che abbiano quindi la competenza per scegliere per ogni progetto gli scienziati esperti, garantendo la separazione tra chi valuta e chi è valutato. Nel 2004, Telethon ha ottenuto la certificazione di qualità secondo ISO 9001 per l'attività di "programmazione, valutazione iniziale e selezione, attivazione, monitoraggio e valutazione finale dei progetti di ricerca". Ai revisori dei progetti, Telethon chiede di esprimere una valutazione in base a tre criteri: la validità scientifica, la rilevanza rispetto alla propria missione e la prossimità alla cura. Il primo ha un peso preponderante, perché la ricerca finanziata risponda esclusivamente al requisito dell'eccellenza; il secondo e il terzo permettono di valorizzare quei progetti che, per maggiore rilevanza rispetto alle finalità di Telethon e vicinanza all'ottenimento di terapie, possano far progredire più rapidamente la ricerca verso la cura delle malattie genetiche.

L'analisi degli indicatori, in conclusione, deve consentire, nel comparto della ricerca di base, di approcciare le scelte in modo strategico, definire nuove linee progettuali secondo criteri di migliore riuscita, in modo da valorizzare l'importanza scientifica ma anche la possibilità di ottenere finanziamenti per il proseguimento dei progetti.

---

[2] Direttore dell'Ufficio scientifico di Telethon.

10.3
La qualità nella ricerca applicata

Rispetto al progetto di ricerca di base, nel caso della ricerca applicata è più facile vedere le modalità di impiego dei principi di qualità: dalla pianificazione alla definizione di procedure che regolano i processi di sviluppo, fino alla definizione e gestione degli indicatori.

10.3.1
Comunicazione e trasferimento tecnologico

Il centro di ricerca, direttamente o indirettamente (attraverso la concessione in licenza di brevetti), fornisce l'idea o l'identificazione di un composto ad attività specifica: il committente (cliente industria) ha l'aspettativa di poter sviluppare e sfruttare il prodotto in termini economici. La ricerca applicata nell'industria parte quindi da prodotti in gran parte sviluppati e messi a disposizione dalla ricerca di base come frutto di progetti finanziati, nell'ambito dei quali non rientrano alcune attività che invece sono fondamentali per una replica industriale, come la messa a punto di reagenti o la definizione dei mezzi di produzione necessari. È necessario pertanto verificare con il centro di ricerca i dati disponibili, la completezza dei test di validazione, la maturità dei metodi proposti e la stessa possibilità di utilizzarli direttamente nell'industria. Un'importante attività consta nella verifica sperimentale della riproducibilità su larga scala del metodo proposto. Spesso è necessario sviluppare nuove tecniche più industriali, che si sostituiscano a quelle utilizzate dai laboratori della ricerca di base per i passaggi di processo: ad esempio, l'impiego di alcune sostanze è tendenzialmente evitato per la loro pericolosità. Se tutti questi aspetti fossero gestiti in origine in modo coerente con le aspettative industriali, il trasferimento dei risultati sarebbe facilitato e il loro stesso valore commerciale sarebbe incrementato. Dando seguito all'esempio riportato, la completezza del quadro permetterebbe all'industria di valutare l'onere di gestione di materiali o processi pericolosi, ma a valle della verifica economica e della verifica di non fattibilità di altri procedimenti.

Risulta evidente che la valutazione iniziale delle caratteristiche e delle condizioni del progetto in trasferimento dalla ricerca di base alla ricerca applicata – un riesame delle condizioni di partenza del progetto – è fondamentale per la riuscita scientifica e industriale dello sviluppo. Una valutazione di questo genere spazia in campi diversi e richiede competenze diversificate, provenienti dalla gestione progetto, dall'area scientifica, dall'ambito industriale ed economico–finanziario ecc. La consuetudine all'analisi iniziale e la registrazione dello storico, che un'azienda dotata di Sistema Qualità è abituata a fare, rende la valutazione dei trasferimenti di progetti gestibile e codificabile nei parametri e nei criteri.

10.3.2
Procedure di ricerca e procedure di produzione

Rilevare un'idea dalla ricerca di base e avviarla verso la produzione industriale è ogni volta uno sviluppo nuovo, con modalità, caratteristiche, vincoli e opportunità diverse, di cui difficilmente si possono prevedere esattamente i tempi. In generale però tutti questi progetti prevedono fasi analoghe, sono dunque codificabili e prevedibili nello sviluppo e nelle eventuali necessità di modifica del processo. Quello che si codifica nelle procedure sono i processi che hanno in ogni progetto scopi analoghi e da ogni progetto hanno la possibilità di essere arricchite e perfezionate. Il prodotto della ricerca applicata è infine la generazione di procedure di produzione e in questo le norme ISO forniscono un aiuto straordinario al mondo regolato delle GMP. Guidando nella definizione delle esigenze di ingresso, nello sviluppo del processo secondo canoni di efficacia ed efficienza, soprattutto richiedendo un impianto di processo monitorato e controllato tramite rilievi e indicatori, le norme ISO garantiscono la generazione di un sistema compatibile con i requisiti di regolamentazione previsti dalle norme di buona fabbricazione. Anzi, forniscono un vantaggio ben noto a chi subisce le frequenti verifiche ispettive degli enti nazionali e internazionali deputati alla concessione delle autorizzazioni alla produzione secondo GMP. Il SGQ permette di affrontare serenamente richieste che lo possono mettere in discussione ed evitare imposizioni di ispettori che possano cogliere un'interpretazione restrittiva delle leggi e tendere all'applicazione di soluzioni viste altrove, quelle condensate nelle *current-GMP* (cGMP). La differenza si misura in numero di procedure GMP necessarie alla produzione, che possono andare dalle 70-80 di un'azienda ISO al migliaio di un'azienda non dotata di un reale SGQ. Il *costo della diversità* non può che pesare sulla redditività dell'azienda.

10.3.3
Formazione e documentazione

Come per l'impiego di procedure standardizzate per le attività di ricerca, anche per la documentazione si possono rilevare i vantaggi classici di un approccio in qualità. I documenti del sistema qualità e in particolare il manuale qualità, che indica l'approccio strategico alla gestione, è materiale di formazione per trasferire al personale neo assunto il metodo di lavoro. In questo modo si evita che la formazione del personale – nel caso della ricerca, sempre di livello culturale elevato – si limiti all'acquisizione di tecnicismi contenuti nelle metodiche di laboratorio o nelle istruzioni di lavoro. La base documentale ha innegabili vantaggi nel limitare l'impatto dovuto al turnover del personale, particolarmente delicato in un caso come questo in cui esso è molto qualificato. Con la standardizzazione dei processi principali e le competenze scientifiche degli addetti alla ricerca si può mettere un nuovo assunto in condizioni di iniziare il lavoro da dove l'ha lasciato il suo predecessore. Il personale qualificato inoltre può dare contributi di miglioramento alle procedure di gestione e soprattutto di laboratorio, condensando in modo formalizzato l'esperienza, preziosa per l'azienda.

10.3.4
Approvvigionamento e programmazione

Per definizione, dovendo fare da ponte verso la replica industriale dell'idea nata dalla ricerca di base, la ricerca applicata usa materiali e strumenti più vicini a quelli utilizzati per la produzione, che vengono approvvigionati dagli stessi fornitori e per gli stessi canali del mondo produttivo. L'importanza di una gestione dei fornitori secondo le norme di qualità si dimostra quando si pensa che le quantità sono ridotte, la qualità del prodotto irrinunciabile e i tempi logistici determinanti per il mantenimento di quelli di sviluppo, che condizionano l'arrivo del prodotto finale sul mercato con le relative conseguenze economiche. Le riorganizzazioni dei fornitori – dettate da esigenze ancora una volta economiche e di razionalizzazione della distribuzione – stanno progressivamente cancellando i magazzini periferici a favore di una centralizzazione degli stock, il che costringe a programmazioni anticipate.

10.4
Conclusione

I risultati raggiunti dai migliori istituti internazionali, dove la gestione strategica della ricerca è prassi comune, provano che dal rigore della conduzione della ricerca deriva la qualità dei frutti. L'inventiva e la capacità di generare soluzioni brillanti, che qualche anno fa compensavano una lacunosa gestione dei progetti, oggi non bastano più a garantire risultati di livello adeguato alla competizione scientifica internazionale. Occorre allora individuare modelli di comportamento che indichino principi di funzionamento, di controllo, di coerenza, senza ingabbiare la ricerca in schemi che limiterebbero la libertà di espressione del ricercatore. Il modello ISO e i principi del TQM hanno dimostrato già in contesti internazionali di essere sufficientemente versatili da non costituire vincoli non desiderati, potendo fornire al contempo gli strumenti e il rigore diventati indispensabili nel mondo complesso e multidisciplinare della gestione della ricerca scientifica.

La qualità nella sperimentazione clinica 11

A. Troysi

11.1
Generalità

La *Buona Pratica Clinica* (BPC), in inglese *Good Clinical Practice* (GCP), è uno standard internazionale di qualità in campo etico e scientifico per la progettazione, la conduzione, la registrazione e la comunicazione degli esiti degli studi clinici che interessano soggetti umani.

Il compito di definire questi standard, che i governi dei singoli Paesi possono recepire nelle legislazioni locali riguardanti le sperimentazioni cliniche su soggetti umani, è svolto dalla Conferenza internazionale sull'armonizzazione (ICH), organismo internazionale cui aderiscono i Paesi dell'Unione Europea, gli Stati Uniti d'America e il Giappone.

In Italia, le norme di GCP sono state recepite per la prima volta con il Decreto ministeriale del 15 luglio 1997, a cui si sono aggiunti il Decreto legislativo n. 211 del 24/06/03 (che include la Direttiva 2001/20/CE), il Decreto legislativo n. 200 del 06/11/07 (che fa propria la Direttiva 2005/28/CE) e il Decreto ministeriale del 21 dicembre 2007.

Le linee guida di GCP tutelano i diritti, la sicurezza e il benessere dei soggetti partecipanti a studi clinici, e forniscono assicurazioni circa l'attendibilità e l'accuratezza dei dati e dei risultati relativi agli studi stessi. Tali linee guida precisano come gli studi clinici debbano essere condotti, stabiliscono i requisiti per l'autorizzazione alla fabbricazione o all'importazione dei prodotti in sperimentazione, forniscono indicazioni dettagliate sulla documentazione relativa alla sperimentazione clinica e sulla sua archiviazione, sull'idoneità degli ispettori e sulle procedure di ispezione, definiscono il ruolo e le responsabilità dei comitati etici, dei promotori, degli sperimentatori e dei monitor.

I principi fondamentali della GCP sono incentrati su requisiti etici, scientifici e di gestione della documentazione.

Qualità in biotech e pharma, A. Lanati.
© Springer-Verlag Italia 2010

Requisiti etici

Le sperimentazioni cliniche devono essere condotte in conformità con i principi etici della Dichiarazione di Helsinki, nel rispetto delle norme di GCP e delle disposizioni normative applicabili.

Uno studio clinico può iniziare solo se si dimostra che i benefici attesi giustificano i rischi. I diritti, la sicurezza e il benessere dei soggetti coinvolti nello studio devono prevalere sugli interessi di scienza e società.

Prima di essere sottoposto a sperimentazione, ogni soggetto deve fornire liberamente il proprio consenso informato, dopo aver ricevuto da un medico qualificato (o, nel caso, da un odontoiatra qualificato) una completa informazione circa la sperimentazione proposta e tutte le spiegazioni eventualmente richieste.

Requisiti tecnico-scientifici

Tutte le informazioni disponibili, cliniche e non cliniche, sul prodotto in sperimentazione devono essere adeguate a supportare lo studio clinico proposto, che deve essere scientificamente valido e descritto in un protocollo dettagliato.

Ogni studio clinico deve essere condotto in conformità a un protocollo che abbia preventivamente ricevuto il parere favorevole di un comitato etico e l'approvazione dell'autorità competente.

Tutti coloro che sono coinvolti nella conduzione o realizzazione dello studio devono essere qualificati – per istruzione, preparazione ed esperienza – a eseguire i propri compiti.

Devono essere attuati e mantenuti sistemi con procedure prefissate che garantiscano la qualità di ogni singolo aspetto della sperimentazione.

Solo un medico qualificato (o nel caso, un odontoiatra qualificato) è responsabile delle cure mediche prestate ai soggetti in sperimentazione, come pure delle decisioni mediche prese nel loro interesse.

I prodotti in sperimentazione devono essere preparati, gestiti e conservati nel rispetto delle GMP e impiegati secondo quanto prescritto nel protocollo approvato.

Requisiti per la documentazione

Tutte le informazioni sullo studio clinico devono essere registrate, trattate e conservate in modo tale da poter essere comunicate, interpretate e verificate in modo preciso.

La riservatezza dei documenti che potrebbero identificare i soggetti deve essere sempre garantita.

11.2
Protagonisti di uno studio clinico secondo le GCP

Soggetto: persona che partecipa alla sperimentazione clinica, sia come destinataria del medicinale in sperimentazione, sia come controllo.

Autorità competente: organismo con il potere di emanare disposizioni normative. Il termine si riferisce anche all'autorità che effettua una revisione dei dati clinici di uno studio e a quella che esegue le ispezioni. In Italia, l'autorità competente è rappresentata da:

- il direttore generale di strutture sanitarie pubbliche, oppure a esse equiparate, in cui si svolge la sperimentazione;
- il direttore generale dell'Azienda Sanitaria Locale competente per territorio, nel caso di strutture private;
- l'Agenzia Italiana del Farmaco (AIFA) per medicinali derivati da procedimenti biotecnologici[1], per medicinali costituiti da prodotti biologici di origine umana o animale, per medicinali per la terapia genica, cellulare somatica, xenogenica e tutti i medicinali contenenti organismi geneticamente modificati (OGM);
- l'Istituto Superiore di Sanità (ISS) per i farmaci di nuova istituzione, e comunque per tutte le sperimentazioni di fase I.

Comitato etico: organismo indipendente che ha la responsabilità di fornire pubblica garanzia di tutela dei diritti, della sicurezza e del benessere dei soggetti in sperimentazione, esprimendo un parere sul protocollo di studio, sull'idoneità degli sperimentatori, sull'adeguatezza delle strutture interessate e sui metodi e documenti usati per informare i soggetti e per ottenere il consenso informato.

Sperimentatore: un medico (o, nel caso, odontoiatra) qualificato per formazione ed esperienza, responsabile della conduzione della sperimentazione clinica in un dato centro. Se la sperimentazione è svolta da un gruppo di persone nello stesso centro, lo sperimentatore responsabile del gruppo è definito sperimentatore principale. In uno studio multicentrico, lo sperimentatore principale del centro coordinatore ha il compito di coordinare gli sperimentatori nei diversi centri partecipanti.

Promotore: società, istituzione od organismo che si assume la responsabilità di avviare, gestire ed eventualmente finanziare una sperimentazione clinica.

Monitor: persona nominata dal promotore, opportunamente qualificata e addestrata, che assicura che lo studio venga condotto, registrato e relazionato in conformità al protocollo, alle procedure operative standard (SOP) del promotore, alla GCP e alla normativa vigente. Nell'ambito dell'industria farmaceutica il monitor viene designato anche con l'acronimo CRA, *Clinical Research Associate*.

11.3
Come si svolge una sperimentazione

Una sperimentazione clinica inizia con la preparazione di alcuni documenti fondamentali, tra cui il protocollo, le schede raccolta dati o *Case Report Forms* (CRF) e il dossier per lo sperimentatore. Nel protocollo vengono descritti i metodi e le procedure per l'esecuzione dello studio e per l'elaborazione dei risultati ottenuti. Le CRF, disegnate in conformità al protocollo e disponibili in formato cartaceo o elettronico,

---

[1] Esempio, tecnologie del DNA ricombinante, espressione controllata di geni portatori di codici per proteine biologicamente attive nei procarioti ed eucarioti, metodi a base di ibridomi e di anticorpi monoclonali.

vengono utilizzate per documentare i risultati dello studio. Il dossier per lo sperimentatore, o *Investigator's Brochure* (IB), consiste in una raccolta di dati – clinici e non – sul prodotto sperimentale, con lo scopo di supportare il razionale del protocollo, agevolare la gestione clinica dei soggetti in sperimentazione e consentire allo sperimentatore di effettuare una valutazione imparziale rischio-beneficio dell'adeguatezza dello studio proposto. Se il prodotto sperimentale è provvisto di autorizzazione all'immissione in commercio (AIC), l'IB può essere sostituita con il riassunto delle caratteristiche del prodotto.

Prima di iniziare uno studio, il promotore sottopone la domanda di autorizzazione corredata della documentazione necessaria, al fine di ottenere l'autorizzazione dell'autorità competente e il parere favorevole del comitato etico. Il modello e il contenuto della domanda, nonché la documentazione da allegare, sono stabiliti dal Decreto ministeriale del 21 dicembre 2007.

Il rilascio dell'autorizzazione/parere favorevole avviene, salvo obiezioni, secondo una tempistica ben precisa, descritta nel Decreto legislativo n. 211 del 24/06/03.

In particolare:

Autorità competente: fornisce l'autorizzazione entro 60 giorni dalla presentazione della domanda. In caso di studi con farmaci di nuova istituzione, studi di fase I, di terapia genica, di terapia cellulare somatica e di medicinali contenenti OGM, l'autorizzazione viene data entro 60 giorni, ma è prevista una proroga di 30 giorni, e il termine risultante (90 giorni) può essere prorogato di altri 90 giorni. Per la sperimentazione xenogenica non è previsto alcun limite temporale per la valutazione della domanda.

Comitato etico in una sperimentazione monocentrica: esprime parere favorevole entro 60 giorni; per gli studi di terapia genica, di terapia cellulare somatica e di medicinali contenenti OGM, valgono i tempi di proroga descritti per l'autorità competente.

Comitato etico coordinatore in una sperimentazione multicentrica: esprime parere favorevole entro 30 giorni; per gli studi di terapia genica, di terapia cellulare somatica e di medicinali contenenti OGM valgono i tempi di proroga descritti per l'autorità competente.

Comitato etico collaboratore in una sperimentazione multicentrica: può solo accettare o rifiutare, entro 30 giorni, il parere favorevole del comitato etico coordinatore. Questo comitato etico può solo richiedere modifiche al modulo di consenso informato che verrà utilizzato presso il proprio centro. Inoltre, per questo comitato etico non è prevista alcuna proroga.

Solo dopo aver ottenuto l'autorizzazione e il parere favorevole, il promotore può fornire il prodotto sperimentale alla farmacia del centro clinico sede della sperimentazione, unitamente alle istruzioni per la sua gestione, conservazione, distribuzione, restituzione o smaltimento. Il prodotto sperimentale deve essere prodotto ed etichettato in conformità alle buone norme di fabbricazione (note come GMP, *Good Manufacturing Practices*) e la sua produzione o importazione deve essere autorizzata dall'AIFA. Il prodotto sperimentale deve essere confezionato in modo tale da impedire la contaminazione e il deterioramento durante il trasporto e la conservazione. Inoltre, il prodotto sperimentale deve essere impiegato secondo quanto prescritto nel protocollo ed esclusivamente per i soggetti arruolati nello studio. Per quanto riguarda

gli studi in cieco, il sistema di codifica adottato deve permettere una rapida identificazione del prodotto sperimentale in caso di emergenza medica.

Il promotore è tenuto anche a comunicare l'apertura di ogni singolo centro clinico
entro 30 giorni, per via telematica tramite l'Osservatorio nazionale sulla
Sperimentazione Clinica dei medicinali (OsSC).

Dopo l'inizio della sperimentazione, è possibile apportare modifiche alla conduzione della stessa. Tali modifiche, meglio note come *emendamenti*, si dividono in:
- sostanziali;
- non sostanziali;
- urgenti.

Un emendamento viene classificato come *sostanziale* dal promotore se può avere
un impatto significativo sulla sicurezza o l'integrità fisica o mentale dei soggetti e
sugli aspetti etici della sperimentazione stessa, sul valore scientifico e/o sulla conduzione o gestione dello studio, nonché sulla qualità o la sicurezza del prodotto sperimentale utilizzato. Un emendamento sostanziale può riguardare emendamenti al protocollo (per esempio, obiettivo dello studio, procedure di arruolamento, criteri di inclusio-
ne/esclusione, aggiunta o eliminazione di test ecc.), variazioni allo studio clinico e dati
sull'uso clinico (per esempio, sicurezza correlata allo studio, risultati di nuovi test farmacologici clinici, risultati di nuovi studi clinici ecc.), emendamenti relativi al prodotto sperimentale (esempio, variazione di dati di qualità, produttori del principio attivo,
produzione del prodotto medicinale, modalità di conservazione ecc.), variazioni di far-
macologia e tossicologia non clinica (esempio, risultati di nuovi test farmacologici e/o
tossicologici, nuove interpretazioni di test farmacologici e/o tossicologici esistenti),
cambio dello sperimentatore coordinatore, cambio dello sperimentatore principale ed
emendamenti alla gestione dello studio (per esempio, cambio del promotore). Un
emendamento sostanziale deve essere sempre comunicato dal promotore all'autorità
competente e al comitato etico per la valutazione del caso. L'autorità competente rila-
scia l'autorizzazione entro 35 giorni, come pure il comitato etico di uno studio mono-
centrico. Per uno studio multicentrico, il comitato etico coordinatore emette il parere
entro 20 giorni e il comitato etico collaboratore può solo accettarlo o rifiutarlo entro i
successivi 15 giorni. Nei casi di studi in cui si utilizzano medicinali per la terapia genica, cellulare somatica o contenenti OGM, sono previste le stesse proroghe descritte per
la domanda di autorizzazione/parere alla sperimentazione. Un emendamento *non
sostanziale*, invece, viene semplicemente notificato al solo comitato etico. Infine, un
emendamento *urgente* deve essere comunicato prima possibile, e comunque non oltre
15 giorni, all'autorità competente e al comitato etico come emendamento sostanziale,
anche se non necessita di un parere e può essere attuato immediatamente. Questo tipo
di emendamento può essere adottato dal promotore o dallo sperimentatore in caso di
problemi di sicurezza o di mancanza di efficacia.

Durante il corso dello studio, le informazioni relative a ciascun soggetto in sperimentazione, registrate in documenti originali o documenti-sorgente (per esempio, car-
telle ospedaliere ed ambulatoriali, registrazioni di esami strumentali, referti di laboratorio ecc.), vengono trascritte nella CRF dallo sperimentatore o da un suo delegato. La
compilazione delle CRF deve essere fatta in modo leggibile e accurato; in caso di correzioni, queste devono essere datate, siglate e spiegate se necessario, senza però

nascondere l'inserimento originale, sia nel caso le modifiche vengano apportate a mano, sia nel caso vengano inserite elettronicamente.

La sicurezza del prodotto sperimentale viene valutata costantemente per tutta la durata dello studio mediante segnalazione da parte dello sperimentatore al promotore di tutti gli eventi avversi seri (SAE, *Serious Adverse Events*) e le reazioni avverse serie (SADR, *Serious Adverse Drug Reactions*) occorse ai soggetti in sperimentazione, nei modi e tempi descritti nel protocollo. Dal canto suo, il promotore ha l'obbligo di registrare tutte le segnalazioni pervenutegli.

Un ulteriore adempimento del promotore è rappresentato dalla trasmissione delle informazioni relative alle reazioni avverse serie e inattese (SUSAR, *Suspected Unexpected Serious Adverse Reactions*) per le quali vige l'obbligo di segnalazione "accelerata" all'autorità competente, al comitato etico e allo sperimentatore, e di inserimento nell'apposito database europeo EudraVigilance. In particolare, le SUSAR con esito letale o che mettano in pericolo di vita devono essere notificate entro 7 giorni da quando il promotore ne è venuto a conoscenza, ed eventuali successive informazioni devono essere comunicate entro 8 giorni dalla prima segnalazione. Tutte le altre SUSAR vengono invece notificate entro 15 giorni dal momento in cui il promotore ne viene a conoscenza per la prima volta.

Inoltre, per tutta la durata della sperimentazione, il promotore fornisce all'autorità competente, all'AIFA e al comitato etico un rapporto annuale comprendente l'elenco di tutte le reazioni avverse serie (sia attese, sia inattese) osservate nel corso dell'intero periodo e una relazione sulla sicurezza dei soggetti in sperimentazione.

Alla fine dello studio, il promotore deve comunicare la conclusione della sperimentazione in ogni singolo centro entro 30 giorni e dichiarare la conclusione in toto (cioè in tutti i centri, in Italia e/o nel mondo) dello studio entro 90 giorni. Le dichiarazioni vengono effettuate per via telematica tramite l'OsSC; nel caso della conclusione in toto, la dichiarazione stampata, datata e firmata, deve essere spedita all'AIFA.

Può accadere che lo studio venga temporaneamente sospeso per gravi motivi, oppure che venga terminato in anticipo rispetto al previsto. In tali casi, il promotore deve darne notifica per iscritto entro 15 giorni, compilando i relativi moduli dell'OsSC. La notifica deve essere inviata all'AIFA, all'autorità competente e al comitato etico.

Una volta terminata la sperimentazione, il promotore procede all'elaborazione finale dei dati ottenuti per la stesura del rapporto conclusivo dello studio, avvalendosi molto spesso di sistemi elettronici di elaborazione dati e/o di sistemi di inserimento a distanza. Tali sistemi devono essere validati, cioè conformi ai requisiti di completezza, precisione e affidabilità stabiliti dal promotore; inoltre, devono essere dotati di un sistema di sicurezza che impedisca l'accesso non autorizzato ai dati, e di un tracciato dei dati immessi e delle eventuali correzioni.

Il rapporto finale dello studio descrive i metodi e la conduzione della sperimentazione, valuta gli eventi avversi occorsi, analizza i risultati ottenuti, riassume i metodi statistici usati per l'elaborazione dei dati raccolti, compreso un giudizio complessivo circa l'efficacia e la tollerabilità del prodotto sperimentale (Fig. 11.1).

Inoltre, entro 12 mesi dalla conclusione in toto dello studio, il promotore deve fornire una sintesi dei dati tramite la specifica sezione dell'OsSC. La sintesi dei dati deve essere preparata in conformità all'Allegato 1 (Annexe 1) delle linee-guida euro-

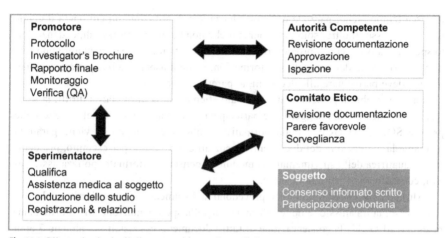

Fig. 11.1 Gli attori principali di una sperimentazione clinica

pee CPMP/ICH/137/95, relative a "Struttura e contenuto dei rapporti di sperimentazioni cliniche".

Tutti i documenti essenziali di una sperimentazione devono essere conservati per almeno 7 anni dal suo completamento, in modo tale da garantire che rimangano completi, leggibili e possano essere messi a disposizione delle autorità competenti se richiesti. La conservazione avviene a cura sia del promotore, sia dello sperimentatore. L'accesso alla documentazione dello studio, conservata presso il promotore, è limitato alle persone nominate responsabili degli archivi. In caso di trasferimento della proprietà dei dati o dei documenti, questo deve essere documentato e notificato alle autorità competenti e il nuovo proprietario assume la responsabilità della conservazione e dell'archivio dei medesimi.

11.4
Ruoli e responsabilità

11.4.1
Comitato etico

Il comitato etico è costituito da operatori, sanitari e non, aventi qualifiche ed esperienza per esaminare e valutare gli aspetti scientifici, medici ed etici dello studio proposto. Ogni comitato etico rende pubblicamente disponibili: il proprio regolamento, in cui sono dettagliati i compiti, le modalità di funzionamento e le regole di comportamento, la propria composizione, i tempi previsti per la valutazione delle sperimentazioni, gli oneri a carico dei promotori e gli esiti delle riunioni.

La sua composizione, stabilita dal Decreto ministeriale del 12 maggio 2006, prevede che almeno la metà dei componenti sia non dipendente, cioè non abbia rapporti di lavoro a tempo pieno, parziale o di consulenza, con l'istituzione in cui opera il comitato etico stesso. Inoltre, solo i componenti che non hanno rapporti di dipendenza con lo sperimentatore o con il promotore hanno diritto di voto. Lo sperimentatore può fornire – su richiesta del comitato – informazioni su ogni aspetto della sperimentazione, ma non deve partecipare alle decisioni, al parere e al voto.

La responsabilità principale del comitato etico è quella di tutelare i diritti, la sicurezza e il benessere dei soggetti che partecipano allo studio, agendo nel rispetto delle proprie SOP, della GCP e della normativa applicabile. Tale tutela viene garantita mediante la valutazione dei documenti essenziali dello studio (per esempio, protocollo, IB, qualifica dello sperimentatore, modulo di consenso informato, polizza assicurativa, contratto con l'istituzione ecc.).

Altri compiti del comitato etico prevedono la documentazione per iscritto del parere espresso, la trasmissione delle informazioni sulla sperimentazione all'autorità competente e all'OsSC, la conservazione di tutti i documenti essenziali per almeno 7 anni dopo il completamento della sperimentazione.

Inoltre, il comitato etico deve riesaminare periodicamente lo studio in corso, a intervalli appropriati: nel caso vengano a mancare le condizioni della domanda iniziale, oppure sia in possesso di informazioni che sollevano dubbi sul piano etico, scientifico e della sicurezza, il comitato etico può revocare temporaneamente o definitivamente il proprio parere. Se la revoca avviene a opera del comitato etico coordinatore di uno studio multicentrico, le conseguenze comprendono la revoca dell'accettazione del parere da parte di tutti i comitati etici collaboratori e dell'autorizzazione in tutti i centri partecipanti. Se invece la revoca viene da un comitato etico collaboratore, questa riguarda esclusivamente il centro interessato.

La revoca deve essere notificata al promotore, allo sperimentatore, all'autorità competente del centro, al comitato etico degli altri centri partecipanti, all'ISS (se è autorità competente) e all'AIFA. La notifica avviene tramite l'inserimento, entro 30 giorni dalla decisione, delle informazioni relative alla revoca nell'apposita sezione dell' OsSC; l'invio all'AIFA della stampa del modulo compilato deve avvenire a cura del comitato etico coordinatore.

11.4.2
Sperimentatore

Le norme di GCP prevedono che lo sperimentatore possa avvalersi dell'aiuto di collaboratori per la conduzione dello studio. In tal caso viene definito sperimentatore principale e ha la responsabilità di istruire i propri collaboratori in merito al protocollo, al prodotto sperimentale e ai loro compiti nel contesto dello studio. In una sperimentazione multicentrica, lo sperimentatore principale del centro in cui opera il comitato etico coordinatore ha il compito di coordinare gli sperimentatori nei diversi centri partecipanti.

Prima di iniziare uno studio clinico, lo sperimentatore deve avere a disposizione un numero appropriato di persone qualificate e una struttura idonea, nonché disporre di tempo sufficiente per eseguire la sperimentazione e portarla a compimento in maniera adeguata. Inoltre, lo sperimentatore deve consentire l'accesso diretto alla documentazione dello studio per monitoraggio e audit da parte del promotore, controllo da parte del comitato etico e ispezione da parte delle autorità competenti.

Lo sperimentatore deve condurre lo studio in conformità al protocollo approvato; non può attuare alcuna modifica senza un accordo con il promotore e senza che tale modifica venga prima approvata dal comitato etico e dall'autorità competente, se necessario.

Nel momento in cui la sperimentazione ha inizio, lo sperimentatore è tenuto a fornire al soggetto candidabile informazioni e spiegazioni esaustive circa lo studio proposto, al fine di ottenerne il consenso informato. Per i dettagli, si rimanda al box seguente. Lo sperimentatore è responsabile di tutte le decisioni mediche relative allo studio ed è tenuto a fornire ai soggetti adeguata assistenza medica per eventuali eventi avversi relativi alla sperimentazione, sia durante sia dopo la loro partecipazione allo studio. Inoltre, la GCP raccomanda che lo sperimentatore informi il medico curante del soggetto in merito alla sua partecipazione allo studio.

Per quanto riguarda la gestione del prodotto sperimentale, lo sperimentatore – o il farmacista da lui delegato – deve conservare tutta la documentazione relativa a: consegna; conservazione nel centro sperimentale come specificato dal promotore e nel rispetto della normativa applicabile; dispensazione ai soggetti in conformità al protocollo; restituzione al promotore; smaltimento presso il centro stesso del prodotto scaduto o non utilizzato.

Analoghe considerazioni valgono per la gestione di eventuali campioni biologici previsti dal protocollo, per i quali deve essere archiviata la documentazione che consente la tracciabilità degli stessi (per esempio, raccolta, gestione, spedizione al promotore o ad altro laboratorio, analisi).

Lo sperimentatore – o la persona da lui designata – deve garantire che i dati riportati al promotore nelle CRF e nei rapporti richiesti siano precisi, completi, leggibili e tempestivi. In particolare, i dati trascritti nelle CRF devono concordare con i documenti-sorgente da cui derivano, ed eventuali correzioni devono essere eseguite secondo quando descritto nel paragrafo "Come si svolge una sperimentazione".

Modulo di consenso informato

Particolare attenzione è rivolta dalla GCP alle modalità di ottenimento del consenso informato. Non deve venire esercitata alcuna influenza o coercizione sul soggetto per obbligarlo a partecipare allo studio e gli deve essere dato tutto il tempo necessario per poter prendere una decisione.
Inoltre, le informazioni relative allo studio devono essere espresse in un linguaggio chiaro, comprensibile e non tecnico. Il modulo di consenso informato deve essere datato e firmato personalmente dal soggetto e dal medico che ha fornito spiegazioni sulla sperimentazione. Nel caso in cui il soggetto non sia in grado di fornire il

proprio consenso informato, questo può venire dato dal suo rappresentante legale dopo essere stato informato circa la natura, l'importanza, i rischi e gli eventuali benefici della sperimentazione. Se l'interessato (soggetto o suo rappresentante legale) non è in grado di leggere o scrivere, il modulo di consenso informato può essere firmato e datato da un testimone imparziale presente durante l'intera discussione, che in questo modo attesterà che le informazioni sulla sperimentazione siano state accuratamente spiegate all'interessato, che lo stesso le abbia comprese e che abbia fornito liberamente il suo consenso informato.

Se previste, lo sperimentatore deve seguire le procedure di randomizzazione e aprire il codice solo in conformità al protocollo. Nel caso in cui lo studio sia in cieco, deve documentare e spiegare tempestivamente al promotore i motivi dell'apertura prematura del codice (per esempio, apertura accidentale o SAE).

Nel corso dello studio, lo sperimentatore deve fornire al comitato etico una copia aggiornata dell'IB e inviare annualmente, o più frequentemente se richiesto, riassunti scritti sull'andamento dello studio. Alla conclusione dello studio, lo sperimentatore è tenuto a fornire al comitato etico un riassunto dell'esito della sperimentazione.

Lo sperimentatore ha anche l'obbligo di fornire al promotore e al comitato etico rapporti scritti in merito a eventuali cambiamenti che possano influenzare la conduzione dello studio e/o aumentare il rischio per i soggetti. In particolare, lo sperimentatore deve segnalare immediatamente al promotore tutti i SAE (esclusi quelli identificati nel protocollo o nell'IB come eventi che non necessitano di segnalazione immediata), ma soprattutto le SUSAR, che devono essere segnalate anche al comitato etico. Inoltre, lo sperimentatore è tenuto a comunicare i casi notificati di decesso di un soggetto sia al promotore sia al comitato etico, fornendo ogni informazione aggiuntiva richiesta.

Nel caso decida di concludere anticipatamente o di sospendere lo studio, lo sperimentatore deve informare tempestivamente i soggetti che partecipano alla sperimentazione ed assicurare loro una terapia appropriata con relativo *follow-up*, e deve informare il comitato etico e il promotore fornendo una dettagliata spiegazione scritta.

Infine, lo sperimentatore deve garantire che l'archiviazione dei documenti essenziali avvenga secondo le richieste del promotore e le disposizioni normative applicabili, in modo tale da impedire la loro distruzione accidentale o prematura.

11.4.3
Promotore

Il promotore garantisce, mediante l'adozione di sistemi di assicurazione qualità (per esempio, SOP, audit) e di controllo qualità (per esempio, monitoraggio), che gli studi vengano condotti e i relativi dati prodotti, documentati e riportati in conformità al protocollo, alla GCP e alla normativa applicabile.

Il promotore è responsabile della selezione di uno sperimentatore qualificato per la conduzione dello studio e del reclutamento di personale qualificato (per esempio, biostatistici, farmacologi clinici e medici) per la progettazione del protocollo e delle CRF, la pianificazione delle analisi, nonché la redazione di rapporti intermedi e finali riguardanti la sperimentazione.

Prima che lo studio abbia inizio, è necessario che venga sottoscritto un accordo tra promotore e istituzione sede della sperimentazione che preveda, tra l'altro: l'accesso diretto ai documenti/dati originali e ai rapporti dello studio, allo scopo di consentire il monitoraggio, l'audit e l'ispezione; la conduzione dello studio conformemente al protocollo approvato, alla GCP e alla normativa vigente; la conservazione dei documenti essenziali per il tempo previsto dalla normativa e comunque fino a quando il promotore non informi lo sperimentatore che essi non gli sono più necessari.

Oltre agli aspetti finanziari, il promotore deve provvedere alla copertura assicurativa, relativa al risarcimento del soggetto in caso di danni derivanti dalla conduzione della sperimentazione. La polizza assicurativa copre la responsabilità civile dello sperimentatore e del promotore, con esclusione dei reclami per imperizia, imprudenza e/o negligenza.

Il promotore è tenuto ad aggiornare l'IB almeno una volta l'anno o più frequentemente se nuove e rilevanti informazioni si rendano disponibili.

Per quanto riguarda fornitura e gestione del prodotto sperimentale, il promotore deve garantirne la puntuale consegna allo sperimentatore. Il promotore deve, inoltre, provvedere al recupero del prodotto e allo smaltimento di quello inutilizzato. I documenti attestanti spedizione, ricezione, sistemazione, recupero e distruzione del prodotto devono essere opportunamente conservati. Infine, il promotore ha l'obbligo di conservare sia una quantità di prodotto sufficiente per riconfermare le specifiche, sia la documentazione delle analisi e caratteristiche del lotto di prodotto.

Per la gestione di eventuali campioni biologici, valgono le stesse considerazioni fatte per lo sperimentatore, ossia l'obbligo di archiviazione di tutta la documentazione che consenta la tracciabilità degli stessi.

Si rimanda al paragrafo "Come si svolge una sperimentazione" per quanto riguarda la responsabilità del promotore in merito alla richiesta di autorizzazione di una sperimentazione clinica, alla comunicazione di emendamenti sostanziali, alla dichiarazione di conclusione della sperimentazione clinica, alla segnalazione di SUSAR e alla conservazione della documentazione.

Infine, è bene ricordare che il promotore può demandare alcuni o tutti i compiti a lui spettanti a un'organizzazione esterna specializzata in ricerca clinica (*Contract Research Organisation*, CRO), rimanendo comunque il responsabile finale per la qualità e l'integrità dei dati dello studio. Tutti i compiti demandati alla CRO devono essere specificati per iscritto e quelli non specificatamente trasferiti alla CRO restano di competenza del promotore. Anche la CRO deve adottare sistemi di assicurazione e controllo qualità.

11.4.4
Monitor

Il monitor occupa una posizione significativa nell'ambito della gestione e del controllo della sperimentazione clinica dei farmaci, agendo da principale tramite tra il promotore e lo sperimentatore.

Il ruolo fondamentale del monitor è quello di garantire che la sperimentazione venga condotta in modo appropriato e che i dati siano accurati, completi e verificabili, e per questo motivo deve avere un'approfondita conoscenza del prodotto sperimentale, del modulo di consenso informato, delle SOP del promotore, della GCP e della normativa applicabile.

L'attività del monitor si esplica attraverso visite di monitoraggio – a inizio corso e a fine studio – opportunamente documentate per iscritto, durante le quali vengono verificate diverse condizioni, quali: la qualifica dello sperimentatore e la presenza o meno di risorse adeguate per la conduzione dello studio, la gestione del prodotto sperimentale (ricevimento, conservazione, uso, restituzione o smaltimento), il reclutamento di soggetti idonei e le modalità di ottenimento del consenso informato scritto da parte degli stessi, la gestione di eventuali campioni biologici (se previsti dal protocollo), la precisione e la completezza dei dati riportati nelle CRF e la loro coerenza con i documenti originali, l'appropriatezza della documentazione degli eventi avversi, la conservazione dei documenti essenziali dello studio. Inoltre, il monitor è tenuto a comunicare allo sperimentatore qualsiasi deviazione al protocollo oppure a SOP, GCP e normativa applicabile riscontrata durante il monitoraggio e ad agire in modo da prevenirne la reiterazione.

11.5
Audit e ispezioni

L'audit consiste in una valutazione sistematica e indipendente, separata dal monitoraggio o dal normale controllo qualità, delle attività correlate alla sperimentazione e documenta se esse siano state condotte in osservanza al protocollo, alle SOP del promotore, alla GCP e alla legislazione applicabile.

Gli *auditor* sono individui incaricati dal promotore, indipendenti dallo studio clinico in oggetto e qualificati per addestramento ed esperienza. Un audit deve essere condotto in conformità alle SOP del promotore e viene organizzato in base a un piano di audit prestabilito.

Gli *auditor* documentano per iscritto i risultati dell'audit effettuato e, se richiesto dalla normativa, rilasciano alla struttura controllata un certificato a conferma dell'avvenuta verifica. Allo scopo di preservare l'indipendenza dell'audit, le autorità regolatorie non devono richiedere i relativi rapporti, fatta eccezione per una grave inosservanza della GCP, oppure nel corso di procedimenti legali.

Nel caso durante un audit o un monitoraggio venisse riscontrata una non conformità a protocollo, GCP, SOP e/o normativa vigente, il promotore deve attuare un'azione immediata per assicurare che questa non si ripeta in futuro. In caso di non conformità grave o persistente, il promotore deve interrompere la partecipazione dello sperimentatore allo studio e, nel caso questa si verifichi per inadempienza dello sperimentatore, deve notificare immediatamente la propria decisione all'autorità competente.

Lo scopo di una *ispezione GCP* è quella di convalidare gli studi clinici e assicurare che i diritti e il benessere dei soggetti siano salvaguardati, attraverso la revisione di documenti, strutture e registrazioni relative allo studio clinico.

Le ispezioni GCP vengono eseguite da un gruppo ispettivo coordinato da un ispettore con esperienza specifica: gli ispettori appartengono a organismi regolatori (per esempio, AIFA, EMEA, FDA). Le ispezioni possono essere effettuate presso il centro clinico, il promotore e/o la CRO incaricata della conduzione dello studio, e possono avvenire prima, nel corso o dopo una sperimentazione, durante la verifica delle domande per l'AIC o durante la verifica di successive AIC. Le ispezioni GCP in Italia sono condotte dall'AIFA, che può richiederle e coordinarle insieme con l'EMEA.

Le spese di un'ispezione sono sempre a carico del promotore. Gli ispettori sono tenuti alla riservatezza sia dei dati controllati sia dei rapporti di ispezione; questi ultimi vengono inviati al promotore, allo sperimentatore e al Comitato etico. Tutta la documentazione relativa a ispezioni sia nazionali sia internazionali viene conservata per almeno 15 anni.

Glossario GCP

AIC   Autorizzazione all'immissione in commercio
AIFA   Agenzia Italiana del Farmaco
ASL   Azienda Sanitaria Locale
CRF   *Case Report Form* (scheda raccolta dati)
CRO   *Contract Research Organisation* (Organizzazione specializzata nella gestione di studi clinici)
EMEA   *European Medicines Agency* (Agenzia Europea dei Medicinali)
FDA   *Food and Drug Administration* (Agenzia federale USA per i farmaci e gli alimenti)
IB   *Investigator's Brochure* (Dossier per lo sperimentatore)
ICH   *International Conference on Harmonisation* (Conferenza internazionale sull'armonizzazione)
OsSC   Osservatorio nazionale sulla Sperimentazione Clinica dei medicinali
OGM   Organismi geneticamente modificati
SADR   *Serious Adverse Drug Reaction* (Reazione avversa seria da farmaco)
SAE   *Serious Adverse Event* (Evento avverso serio)
SOP   *Standard Operative Procedures* (Procedure operative standard)
SUSAR *Suspected Unexpected Serious Adverse Reaction* (Sospetta reazione avversa seria ed inattesa)

Gli aspetti economici della qualità

A. Lanati

Nonostante l'evoluzione del mercato negli anni '70 abbia dimostrato che l'applicazione dei principi di qualità dà come risultato la capacità di fornire prodotti migliori a costi significativamente più bassi, è rimasto vivo fino a oggi il pregiudizio secondo cui la qualità è un costo che a volte non ci si può permettere. Eppure sembra evidente che i due concetti cardine della qualità, l'efficacia e l'efficienza, vadano entrambi nella direzione di portare all'organizzazione considerevoli vantaggi: nei confronti dei clienti con un'offerta di prodotto migliore e nei confronti della gestione economica con una particolare attenzione all'impiego delle risorse. Il miglioramento – obiettivo principale del Sistema Qualità – consiste nel ridurre gli errori e l'opportunità di generarne, con la diretta conseguenza di risparmiare i costi per il recupero e la correzione dei problemi.

I dati raccolti da diversi studi confermano ampiamente gli impatti positivi dell'adozione di approcci in qualità: a titolo d'esempio, da un'indagine realizzata dal Sincert risulta che l'adozione di un Sistema Qualità riduce i costi del 25%, gli scarti del 55% e i reclami del 61% [10].

A riprova dello stretto legame tra la qualità e una gestione economica attenta e redditizia, è stata emessa la norma ISO 10014:2007, che guida le organizzazioni a sfruttare i benefici che si possono facilmente ottenere mediante l'attenzione che un Sistema Qualità pone all'efficacia e soprattutto all'efficienza della gestione. Alcune note sono state trattate nel Capitolo 3. La stessa linea guida ISO 9004 sottolinea che "l'impatto della qualità sui profitti e sulle perdite può risultare particolarmente rilevante soprattutto sul lungo periodo. Occorre pertanto che l'efficacia del Sistema Qualità sia misurata in termini economici. L'obiettivo principale del rilevare e riportare i costi della qualità e della 'non qualità' è quello di fornire i mezzi per valutare l'efficacia del sistema e creare le basi per programmi di miglioramento".

12.1
La classificazione dei costi di qualità

"La qualità viene realizzata nel salone del Consiglio di amministrazione e non nei reparti o negli uffici", affermava E.W. Deming. A maggior ragione la gestione dei costi

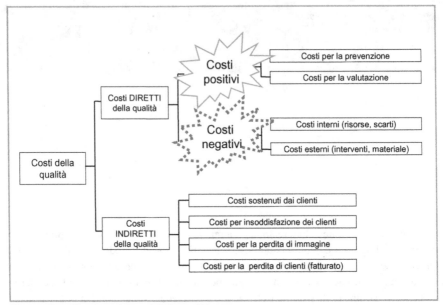

Fig. 12.1 Classificazione dei costi della qualità

di qualità dovrebbe essere in capo alla direzione e diventarne una delle principali leve strategiche.

Per capire quanto si spende in un'azienda per la qualità occorre analizzarne le voci. La Figura 12.1 mostra una delle più popolari classificazioni dei costi di qualità. Ci sono costi che si possono determinare e dunque valutare con facilità e altri di sicuro impatto sui risultati economici dell'azienda, ma di difficile definizione e, dunque, quantificazione.

12.1.1
I costi diretti

Ci occupiamo in prima battuta dei costi diretti o visibili, quelli cioè facilmente individuabili e valorizzabili.

12.1.1.1
I costi positivi

Iniziamo dai costi positivi, cui ci si riferisce con l'acronimo anglosassone COQ, *Costs Of Quality*, ovvero gli investimenti da cui ci si aspettano riscontri positivi, che possiamo ulteriormente suddividere in costi di prevenzione e costi di valutazione.

I *costi di prevenzione* sono i costi sostenuti al fine di prevenire l'opportunità di errore: investimenti in formazione e progettazione per la qualità, analisi dei processi, indagini sui bisogni dei clienti, qualifica dei fornitori. I *costi di valutazione* sono quelli connessi alla verifica che quanto realizzato o prodotto corrisponda alle specifiche concordate con i clienti. Sono quindi risorse impiegate nel controllo dei materiali in ingresso, controllo qualità sui prodotti, revisioni, audit e ispezioni, verifiche e validazioni, altre prove.

Il costo dell'introduzione di un Sistema Qualità, che si articola in costi di eventuale consulenza, progettazione e realizzazione del sistema, valutazione interna e valutazione per la certificazione, è considerato nei costi di prevenzione. Dalla ricerca effettuata dall'Università Bocconi [19], si legge che i costi per la progettazione e l'introduzione di un Sistema Qualità si aggirano intorno all'1,8% nel settore manifatturiero, all'1,2% nel commercio e al 3,5% nei servizi (calcolato sul fatturato mediato sul periodo); i costi di mantenimento di un Sistema Qualità sono dello 0,8% nel manifatturiero, dello 0,9% nel commercio e dell'1,6% nei servizi (in percentuale sul fatturato annuo).

12.1.1.2
I costi negativi

In questa macrovoce sono computati gli errori di valutazione manageriale, insieme agli errori operativi che causano impatto sulla gestione interna e sul cliente. Secondo J. Juran – uno dei grandi guru della qualità – il 15-20% dei problemi di qualità è dovuto a guasti o errori umani a livello operativo, mentre ben l'80-85% è imputabile a decisioni o pianificazioni sbagliate, in carico ai livelli direttivi delle organizzazioni. Nelle aziende industriali queste voci di costo per la non qualità incidono complessivamente tra il 10% e il 15% del fatturato.

I Costi della Non Qualità – CNQ – sono idealmente suddivisi in costi degli errori interni e costi degli errori esterni. I *costi degli errori interni* riguardano gli errori commessi prima che il prodotto lasci l'azienda, imputabili all'intero sviluppo del processo/prodotto. Se materiali, prodotti o servizi non raggiungono i requisiti obiettivo, devono essere rilavorati prima di essere consegnati ai clienti, traducendosi in perdite: tempi di fermo macchina, costo degli scarti assoluti e delle rilavorazioni, tempi-uomo impiegati nella gestione del prodotti non adeguati ecc. Anche senza considerare i problemi macroscopici, la scarsa precisione del processo causa una difettosità di base che si traduce in costi di non qualità. Nel ricco materiale relativo al metodo Six Sigma, che viene utilizzato per ottimizzare i processi produttivi e decisionali, si trovano valutazioni molto significative di quanto un processo difettoso incida in percentuale sul fatturato globale dell'azienda. Arne Buthmann [21] cita uno studio dell'American Management Association sull'incidenza dell'imprecisione (variabilità eccessiva) del processo produttivo in termini di costi della non qualità sul fatturato: con un processo altamente impreciso si può arrivare anche a una difettosità di prodotto attorno a 300.000 ppm, con incidenza di costi sul fatturato fino al 40%. Un processo mediamente impreciso, cioè che genera circa 6.000 ppm, incide con i

costi di qualità sul fatturato tra il 5 e il 15%, mentre se si raggiunge un controllo otti-
male della produzione si può ottenere una difettosità residua sul prodotto di 3,4 ppm
(limite teorico per processo controllato entro i 6 sigma), con effetti di costo limitati
all'1% sul fatturato.

I *costi degli errori esterni* hanno impatto sui clienti, ma sono sostenuti dall'azienda. Tra questi possiamo annoverare riparazioni sul campo, prodotti resi, servizi post
vendita, richieste di garanzia, spese di spedizione straordinarie, eccessiva richiesta di
assistenza tecnica.

Una colonna di auto lunga chilometri
In un'importante azienda produttrice di dispositivi elettronici per auto, qualche
anno fa il responsabile del Miglioramento Prodotto, allo scopo di sensibilizzare gli
operatori alla cura della qualità e alla valutazione dell'impatto del proprio lavoro sui
risultati aziendali, decise di tradurre gli asettici "costi di non qualità", che compari-
vano solo nei bilanci aziendali riservati agli alti livelli direttivi, in qualcosa di più
visibile, anzi tangibile. Recuperata la cifra prevista nei bilanci, la divise per il prezzo sul mercato dell'auto allora più diffusa e conosciuta, per la quale l'azienda for-
niva al principale cliente diversi prodotti con alti volumi. Ottenuto il numero di auto
equivalente al valore dei costi di non qualità, lo moltiplicò per la lunghezza dell'auto, per visualizzarne in maniera semplice e immediata l'impatto. I conti furono fatti
diverse volte, sottoposti ai collaboratori, ai colleghi e al Direttore qualità. Alla fine
ci si dovette rassegnare: i costi di non qualità, tradotti in Fiat Punto messe in fila
paraurti contro paraurti, formavano una colonna di più di 10 chilometri.

12.1.2 I costi indiretti

C'è poi una categoria di costi difficilmente quantificabili, ma altrettanto dannosi:
sono legati alla non soddisfazione del cliente per un prodotto e alla perdita di reputa-
zione dell'azienda. Ciascun cliente insoddisfatto è causa di un mancato futuro acquisto del prodotto, con conseguente incidenza sui volumi di vendita. La perdita di repu-
tazione o di immagine è più legata all'azienda che a un singolo prodotto: pur sempre
generata da una non soddisfazione dei clienti, il più delle volte è dovuta a un comportamento aziendale non adeguato, piuttosto che alle prestazioni qualitative di un prodotto specifico.

Un modo molto efficace di rappresentare i costi della qualità è la suddivisione in
costi visibili e costi invisibili o *sommersi*. L'analisi dei soli costi visibili (gli aspetti che
più facilmente vengono considerati e valutati) non dà il quadro completo dei rischi economici e degli sprechi, perché manca della valutazione degli aspetti sommersi, che
sfuggono spesso all'attenzione e dunque alla quantificazione. Una rappresentazione
grafica del cosiddetto iceberg dei costi complessivi della qualità, con alcuni esempi di
errori possibili, è mostrato nella Figura 12.2.

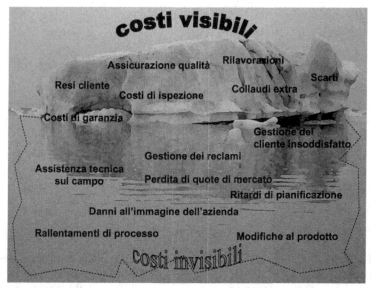

Fig. 12.2 L'iceberg dei costi

12.2
Prevenire

Intervenire per correggere errori di prodotto ha un impatto economico, che cresce in rapporto al ritardo della loro scoperta e dell'introduzione della modifica risolutiva. Facciamo un esempio generico, ma basato su valutazioni realistiche, e utilizziamo valori simbolici: immaginiamo che la correzione di un errore di prodotto sia di €1 se individuato al momento della stesura delle specifiche, €10 se identificato durante la progettazione, €100 al momento dell'industrializzazione e del lancio produttivo, € 1.000 a produzione avviata e infine €10.000 se già consegnato al cliente (Fig. 12.3). Nella vita di un prodotto, più sono efficaci i controlli effettuati nelle prime fasi di concezione, sviluppo e test, meno saranno economicamente pesanti gli interventi per correggere nelle fasi successive.

È quindi evidente che anticipando gli investimenti nella prevenzione si evitano sprechi e costi aggiuntivi, che diminuiscono non solo i ricavi presenti ma anche quelli futuri: un esempio classico, l'insorgere di problemi sul mercato o presso il cliente.

In letteratura sono presenti valutazioni qualitative e quantitative delle relazioni tra i costi di prevenzione e gli errori. Senza la realizzazione di un sistema di prevenzione e di gestione della qualità, si rendono necessari pesanti controlli in uscita, con il loro costo aziendale, per garantire al cliente un livello sufficiente di qualità prodotto. I controlli generano alti scarti interni, che rappresentano altri costi aziendali, imputabili alla categoria dei costi diretti CNQ. Investendo in prevenzione c'è una minor generazione di errori e, di conseguenza, una riduzione degli scarti interni che si generano con i controlli e i collaudi, e dunque dei costi relativi.

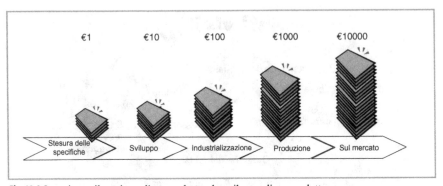

Fig. 12.3 I costi per rilevazione di errore lungo lo sviluppo di un prodotto

La Figura 12.4, tratta in modo semplificato da un diagramma ben noto e presente in letteratura da anni, ha origine da uno studio AT&T ed è riportata dallo stesso Juran in uno dei suoi testi più noti [20]. Mostra come un incremento negli investimenti in prevenzione si traduca in una sostanziale riduzione dei costi negativi e, a consuntivo, nella riduzione dei costi globali.

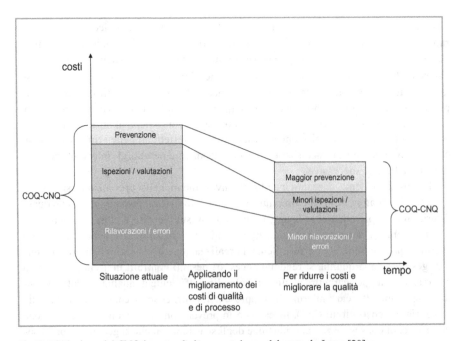

Fig. 12.4 Riduzione dei CNQ investendo in prevenzione, elaborata da Juran [20]

12.3
Il ritorno degli investimenti

Un miglioramento della qualità dei prodotti o servizi forniti al mercato ha come risultato i cosiddetti *effetti della qualità positiva*: maggiori introiti a fronte di aumento di vendite e clienti, vantaggi competitivi sul mercato per prodotti che costano meno – essendo frutto di processi soggetti a minori errori – in aziende che necessitano di spese inferiori di ispezione e impiegano un capitale inferiore nel processo di produzione. Anche l'impatto sul personale è positivo, con l'aumento della motivazione e del senso di appartenenza all'organizzazione.

Uno studio a livello internazionale citato da Confindustria [2] ha dimostrato che "in imprese manifatturiere per ogni euro investito nell'azione si ha un ritorno, a regime, di circa 20 euro" solo di contributi *tangibili*, dunque senza conteggiare i ritorni per alcuni degli aspetti rappresentati nella parte sommersa dell'iceberg dei costi.

Sull'altro versante, in mancanza di impegno e investimenti nella prevenzione guidata dalle metodologie di qualità, gli effetti della *qualità negativa* si riflettono in minori vendite, dunque minori introiti, perdita di business, penali dal cliente e maggiori spese per rilavorazioni, costi per sostituzioni in garanzia e gestioni logistiche straordinarie. L'impatto sul personale è negativo: a nessuno piace lavorare per un'organizzazione che ha processi scadenti o che è caratterizzata da prestazioni di bassa qualità.

Vale la pena di citare un esempio in un ambito diverso da quello manifatturiero; nel campo della sanità e dunque dei servizi l'applicazione dei principi di qualità non solo è possibile, ma riesce a produrre risultati di grande rilevanza Il Memorial Hermann Southwest Hospital di Houston ha quantificato un risparmio di 1,2 milioni di dollari in 6 mesi di implementazione del *piano qualità*, il Valley Baptist Health System in Harlingen, TX, ha aumentato la capacità nel reparto chirurgico di 1.100 pazienti/anno diminuendo i tempi durante il processo di chirurgia e incrementando, così, i suoi introiti di più di 1,3 milioni di dollari l'anno (Carolyn Pexton [22]).

I tempi di ritorno degli investimenti sono variabili e dipendono anche dal tipo di ritorno atteso. Confindustria [2] ha proposto una valutazione secondo la quale i risultati in termini economicamente apprezzabili, ottenibili con l'adozione di un sistema di qualità che coinvolga l'intera organizzazione, possono arrivare in uno o più anni, mentre l'impiego di tecniche locali di miglioramento e controllo su prodotti e processi hanno un ritorno tempestivo (qualche mese, un anno). Nel breve periodo il miglioramento dell'efficienza aziendale si concentra sulla caccia agli sprechi, il che comporta un immediato risultato nella riduzione dei costi. Nel lungo periodo, si raccolgono i frutti del cambiamento di cultura, che generalmente è ben percepito e apprezzato dal cliente.

Riassumendo in un unico indice economico tra i più utilizzati, il ritorno in termini di ROI[1] delle imprese certificate è mediamente più alto del 3,76% rispetto alla media del settore. Questo dato è estremamente significativo, pur se calcolato in modo molto

---

[1]   Return On Investment, ROI: rapporto tra risultato operativo e capitale investito.

conservativo. Infatti non tutte le aziende certificate hanno un Sistema Qualità operativo che fornisce i vantaggi di efficienza ed efficacia, perché nell'insieme sono comprese anche le certificazioni di facciata. La popolazione di riferimento contiene poi anche le aziende certificate, che ne migliorano il risultato.

12.4
Concludendo

Per ottenere reali, tangibili benefici dall'applicazione della qualità, essa deve essere implementata in tutti i processi aziendali, come cambiamento culturale. In quest'ottica è dimostrato, dalle esperienze di tutte le aziende che hanno perseguito correttamente un approccio di Quality Management, che quanto si impiega per la realizzazione e il mantenimento di un sistema di gestione della qualità può e deve essere considerato un investimento. E come tutti gli investimenti, va calcolato sulla vita dei prodotti e non deve essere considerato un costo puntuale.

E quindi alla domanda "perché la qualità?" che ci siamo posti all'inizio di questo libro adesso abbiamo una risposta, precisa e articolata: la qualità offre strategie e strumenti per lavorare in modo ordinato, con attenzione all'impiego corretto delle risorse e ai prodotti intermedi e finali. Mantiene il controllo del funzionamento generale dell'organizzazione in modo che resti sempre orientata agli obiettivi e fa in modo che l'attenzione al cliente e al mercato permei la struttura. Tutto questo si traduce in una generale riduzione della generazione di problemi e in significativi risparmi di risorse in termini non solo economici, ma anche di tempo e di personale.

È facile osservare poi che la qualità genera profitti soprattutto in settori di grande competitività perché, aumentando la produttività, riducendo le opportunità di errore e orientandosi a soddisfare il bisogno del cliente, in sostanza agisce sulle leve che più agevolano nel confronto serrato tra concorrenti agguerriti.

Bibliografia

1. Cringely RX, InfoWorld magazine, www.infoworld.com
2. "Fare qualità oggi: strumenti e vantaggi per le piccole e medie imprese", www.confindustria.it
3. Conti T (2004) Qualità: un'occasione perduta? ETAS, Milano
4. Taylor FW (1911) The Principles of Scientific Management. Harper Bros, New York
5. www.deming.org
6. Ordine degli Ingegneri della Provincia di Bergamo (2005) Modello di Manuale della qualità per la gestione del Sistema Qualità conforme alla norma UNI EN ISO 9001:2000
7. Disney W (1970) Manuale di Nonna Papera. Mondadori, Milano, p. 240
8. De Pari R (2005) L'efficacia del processo di audit interno. AICQ SICEV
9. Kaplan RS, Norton DP (1992) The balanced scorecard: measures that drive performance. Harvard Business Review 72:71-79
10. SINCERT, www.sincert.it
11. Galgano A (1992) I sette strumenti per la Qualità Totale. Il Sole 24ore, Milano
12. Lowe A, Ridgway K, Atkinson H (2000) QFD in new production technology evaluation. International Journal of Production Economics 67:103-112
13. Lowe AJ, Hunt RA (2009) Example House of Quality Matrix Product. Rock Climbing Harness, www.ent.ohiou.edu
14. Commissione Europea, Direzione generale imprese. Gruppo di Lavoro Controllo dei medicinali e ispezioni (2001). Qualifica e convalida. Versione finale dell'allegato 15 della Guida alle norme di buona fabbricazione (NBF) dell'UE
15. http://it.wikipedia.org/wiki/Curva_a_vasca_da_bagno
16. Carraro P, Plebani M (2007) Errors in a stat laboratory: Types and frequencies 10 years later. Clin Chem 53:1338-1342
17. Directive 98/79/EC of the European Parliament and of the Council of 27 October 1998 on in vitro diagnostic medical devices. Official Journal of the European Communities 07.12.1998, L331/1-L331/37
18. Ottomano C, Ceriotti F, Galeazzi M et al (2008) Linee guida per gestione dei programmi di Controllo di Qualità Interno. Biochimica Clinica 32:102-121
19. Nova A (2003) Qualità e Valore. Egea, Milano
20. Juran JM, Blanton Godfrey A (1999) Juran's Quality Handbook. McGraw-Hill, New York
21. Buthmann A (2000) Cost of Quality: Not Only Failure Costs. www.isixsigma.com
22. Pexton C (2000) Measuring Six Sigma Results in the Healthcare Industry. www.isixsigma.com

Testi di riferimento

Barbarino F (2002) Capire i processi. Come organizzarli, gestirli e migliorarli. UNI-Vision 2000, Milano

Ferrario C, Lanati A (2007) Nessun problema se c'è il metodo. De Qualitate XVI:18-34

Ferrario C, Lanati A (2007) Metodo per il problem solving. www.manager.it

Galgano A. (2006) Fare Qualità. Il Sistema Toyota per Industria, Servizi, PA, Sanità. Guerini e Associati, Milano

Grisot D (2006) La gestione della qualità. Tecniche Nuove, Milano

Lanati A (2007) Dalla Qualità all'Affidabilità – Pianificare il miglioramento. Relazione al Convegno IMAPS "Ottimizzazione dei processi produttivi e di collaudo nel settore dell'elettronica", Milano, 16-17 ottobre 2007

Lanati A, Ferrario C (2007) I costi e gli investimenti per la Qualità. De Qualitate XVI:18-25

Lanati A, Ferrario C (2007) Tool per il problem solving. www.manager.it

Lanati A, Ferrario C (2007) I costi della qualità. www.manager.it

Lega R (2006) La patente europea della qualità. Franco Angeli, Milano

Mattana G (2002) Qualità, Affidabilità, Certificazione. Franco Angeli, Milano

Merli G, Dalla qualità al valore: il lungo cammino verso la Customer Experience. IBM OL3 9:4-11

Owen DB (1991) Vincere la concorrenza – principali strumenti per produrre qualità. ITACA, Ravenna

Pennati A (2005) Risolvere problemi, dentro e fuori dalle organizzazioni. Franco Angeli, Milano

Norme e linee guida

UNI EN ISO 9000:2005	Sistemi di gestione per la qualità – Fondamenti e terminologia
UNI EN ISO 9001:2008	Sistemi di gestione per la qualità – Requisiti
UNI EN ISO 9004:2000	Sistemi di gestione per la qualità – Linee guida per il miglioramento delle prestazioni
UNI EN ISO 19011:2003	Linee guida per gli audit dei sistemi di gestione per la qualità e/o di gestione ambientale
UNI ISO 10014:2007	Sistemi di gestione per la qualità – Linee guida per realizzare benefici finanziari & economici
UNI ISO 10005:2007	Sistemi di gestione per la qualità – Linee guida per i piani della qualità
UNI ISO 10015:2001	Gestione per la qualità – Linee guida per la formazione ISO 10015:1999
UNI ISO/TR 10017:2007	Guida alle tecniche statistiche per la ISO 9001:2000
UNI ISO 10019:2005	Linee guida per la selezione di consulenti dei sistemi di gestione per la qualità e per l'uso dei loro servizi
UNI 11097:2003	Gestione per la qualità – Indicatori e quadri di gestione della qualità – Linee guida generali
UNI 11098:2003	Sistemi di gestione per la qualità – Linee guida per la rilevazione della soddisfazione del cliente e per la misurazione degli indicatori del relativo processo
UNI EN ISO 13485:2004	Dispositivi Medici – Sistema di gestione per la qualità – Requisiti per scopi regolamentari
UNI EN ISO 14001:04	Sistemi di gestione ambientale, Requisiti e guida per l'uso
ISO 15189:2007	*Medical laboratories – Particular requirements for quality and competence*

ISO/IEC 17025:2005   Requisiti generali per la competenza dei laboratori di prova e di
                          taratura

ISO/IEC 17021:2006   *Conformity assessment – Requirements for bodies providing
                          audit and certification of management systems*

EMAS   Sistema gestione ambientale – Regolamento CE n.761/2001

BS-OHSAS 18001:2007   *Occupational Health and Safety Assessment Series*

SA8000:2001   *Social Accountability*

Finito di stampare nel mese di ottobre 2010

Finito di stampare nel mese di ottobre 2009